左利きの言い分

右利きと左利きが共感する社会へ

大路直哉
Oji Naoya

PHP新書

まえがき

「あなたは左利きですね？」

日本と比べ左利きを多く目にしたイギリスでの滞在中、唯一、利き手をたずねられた予期せぬ刹那《せつな》。それはロンドン・ソーホー地区の小さな通りに面した左利き専門店（現在はインターネット販売のみ）で何気なく商品に手を伸ばしたとき、女性スタッフがささやいた一言でした。

幼い頃は年長者から「ギッチョか」となじられることすら稀《まれ》だっただけに――「どうして左利きとわかるのですか？」と理由を質問したところ、同志を歓迎するような笑顔で「左利きは気になる商品を見ると左手が出るんです」と教えてくれたのです。今にして思えば他愛《たあい》のない会話でしたが、自分自身の左利きを異国の地で強く自覚できたことは、さまざまな境遇に置かれた左利きへの好奇心を育《はぐく》むきっかけとなりました。

ちなみに、家族で左利きは私一人。親類には左利きが存在し遺伝的要素があるものの、出産時は難産かつ仮死状態だったことが左利きとなった要因かもしれません。動作別では、箸《はし》、ボール投げ、絵を描くときは左手ですが、歯ブラシは右手です。ハサミは左右どちらの手でも使えるものの、右利き用を右手で使うことが多いです。そして書字は、小学校入学前後に家庭や放課後の学校で受けた訓練以降は右手でしたが、アルファベットの気楽さのためかイギリス滞在中に左手で書くようになり、二十歳代半ば以降は左手で定着しています。

そんな自身の利き手を確認する過程で、ひとつの疑問がわいてきました――「右利きならば右手ばかり使うのに、なぜ左利きは左手と右手を使い分けるケースが多いのか?」

この素朴な疑問を皮切りに、手を使う動作の文化的な背景や歴史に埋もれた左利きの姿について、寸暇《すんか》を惜しんで追い続けました。明治以降の新聞記事は全国紙をメインに百年分以上、江戸期以前については随筆や古川柳そして雑俳《ざっぱい》、さらには洋の東西を問わず左利き事情についても可能な限り収集を続けました。その過程で、肉体的そして精神的「虐待」ともいえる「矯正」の実態や、左利きゆえに結婚できないと悩む女性の姿などを知りました。そうした左利きの苦悩は時代とともに薄れつつありますが絶えることはなく、そんな「右利き社会」に向け、一若輩者が左利きからの提言書を初めて上梓《じょうし》したのは二十世紀末のことでした。

二十一世紀に入ってからもメディア取材やウェブサイトなどをつうじて発言を続けてきたものの、あるときからしばし「左利き研究の休眠状態」になっておりました。そこから目覚めたきっかけは、二〇一八年夏に偶然目にしたSNSの投稿でした。「もし日本左利き協会があったらいろんなことをやってみたい」という発言を見て、これまで培《つちか》ってきた知識や経験を還元しようと思い立ち、くだんの投稿者とともにウェブサイト「日本左利き協会」を設立したのです。

その後、左利きに役立つさまざまな情報提供や利き手アンケートの実施、さらには高校の総合教育でのオンラインインタビューなどをとおして知ったこと、それは「左利きであることの不便さを訴える若年層が存在するいっぽうで、意外にもソーシャル・インクルージョン（社会的包摂）の観点から左利きに関心を示す右利きが増えている」という現実でした。

そう、今まさに「右利き社会」のなかで「左利きの言い分」を分かち合い、右利きと左利きが共感し合いつつ、左利きにやさしい社会へと向かう千載一遇《せんざいいちぐう》のチャンス到来です。本文で取り上げる古今東西の例証やエピソードをとおして、その動機づくりや取り組みへの好奇心が高まらんことを切に願うばかりです。

〔謝辞〕
本書においては敬称を略していますが、ご教示をいただいた方々、資料や体験談をご提供いただいた方々、引用および参照させていただいた著者や執筆者の方々に、この場を借りて深く感謝の意を表します。そして本書を世に問う貴重な機会を与えてくださったPHP新書の西村健編集長、本書の販売に携わるすべての方々に厚く御礼を申し上げます。

大路直哉

二〇二三年八月

左利きの言い分——目次

第二章　世界の宗教は左利きをどう捉えたのか

第三章

日本における左利きの歴史

第四章

左利きの脳と身体は優れているのか

第五章
左利きの才人、偉人たち

第六章

「右利き社会」から「左利きにやさしい社会」づくりへ

序章

左利きはどのくらい存在し、なぜ生まれるのか

わかっているようで、関心をもちはじめるとわからないことの多い「左利き」。

そもそも地球上に存在する全人類のうち左利きはどのぐらいの割合で存在し、また人類史において左利きの割合に変化はあったのでしょうか？　どうして右利きが多数を占める人類のなかで、左利きが存在するのでしょうか？

左利きの存在を語るうえでの第一歩ともいうべき疑問については、そのじつ、まだまだ解明されていないことが多々あります。その事実を踏まえたうえで、古今東西の研究や調査データの紹介だけでなく、左利きの割合を決定づける利き手の定義や利き手テスト、さらには利き手が定まる時期などの基礎知識をひもといてみます。

【人類における左利きの割合——世界と日本】

左利きは歴史のなかで常に一定の割合だったのか？

人類の歴史において、いつ利き手が左と右に分かれたのか？

この素朴かつ根源的な疑問についての明確な答えはないものの、人類最古の利き手をめぐる発見は、タンザニアのオルドバイ渓谷で出土した百八十万年前のホモ・ハビリスの化石。上あごの歯についた傷が右手に持った石器によるものである可能性から、「人類最古の右利きの証拠」[1]と考えられています。しかも研究主任である人類学者のデヴィッド・フレイヤーによれば、ホモ・ハビリスは脳の構造が類人猿よりも人間に似ているため、その影響が利き手にもおよんでいるとの見解を示しています。

最古の右利きは一体に過ぎなかったものの、神経心理学者のスタンレー・コレンとクレア・ポラックが現代から過去五千年分の芸術的表現を丹念に調べた結果、左手を使って創作された作品は約八パーセント。[2]しかも時代ごとの割合に大きな変化はなかったとしています。

とどのつまり、人類の歴史を俯瞰《ふかん》すれば「地球上で左利きはマイノリティ（少数派）」であったといえますが、はたして左利きの割合は「恒常的」であったと断定していいのでしょうか？　この疑問に対し一石を投じた見解[3]があります。利き手にかんする研究の第一人者であるクリス・マクマナスによれば、十八世紀末には約一〇パーセントだった左利きの割合が十九世紀に入り漸減《ぜんげん》。一八九五年頃には約三パーセントまで減少し、以後、二十世紀に入ってからは増加に転じ、一九五〇年頃をピークに大きな変化は見られないとしています。

図0－1は十九世紀から二十世紀の二世紀間を対象とした、左利きの割合にかんする複数の統計を分析して得られた年代別左利きの割合です。ベースとなるのは欧米諸国における統計ですが、産業構造や社会、そして教育の変化に注目している点については、明治維新後に欧米流の近代化を進めた日本における左利きの存在を探るうえで参考になります。

　左利きが減少した時期は、当時の先進国において産業革命や国民皆教育がはじまり、さらには世界中で大きな戦争が繰り広げられた時代でした。マクマナスは左利きが減少した歴史的変化の根本的原因については不明としながらも、①農耕社会において集団で鎌を持ち収穫するとき以外、左利きは目立たない存在であったが、産業革命がもたらした多種多様で複雑な機械や道具は右利き用に設計されており、②教育の機会均等や識字率の上昇によって左利きに汚名が着せられるだけでなく、③右手で書くようにできた文字を左手で書くことで不便さを強《し》いられたという、左利きに対する差別とネガティブな烙印《らくいん》については疑いの余地がないとしています[4]。

　ちなみに左利きが特定の時代に減少した理由のひとつとして、マクマナスは「左利きが発生する遺伝子を継承する機会減少の可能性」を挙げています。先述したような社会的圧力によって表向きは右利きとして生きたとしても、左利きの素因となる遺伝子の本質が変更され

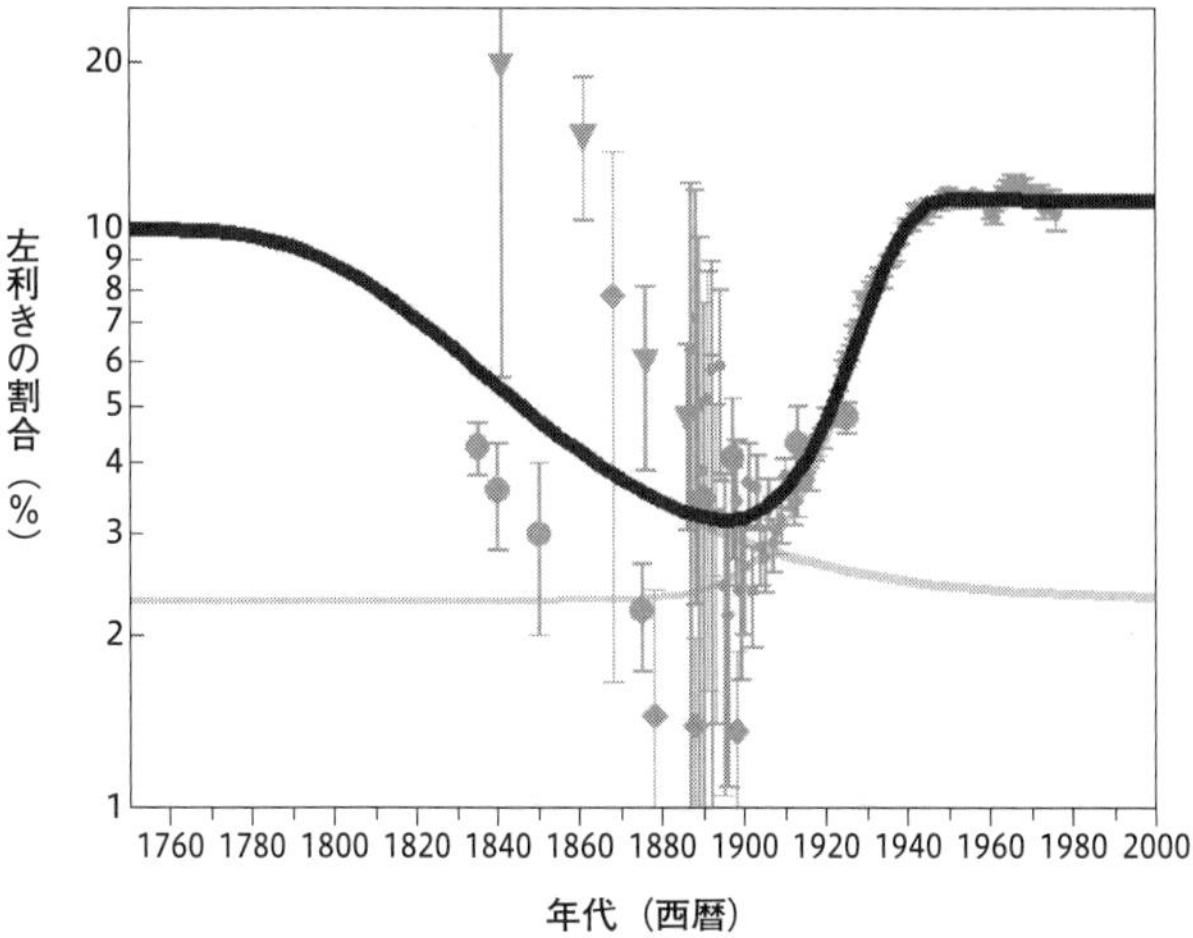

図0-1　マクマナスら19世紀から20世紀にかけての左利きの割合にかんする複数の研究データから割り出した、年代別左利きの割合（黒色の太い曲線部分）

出典：McManus, I. C., The history and geography of human handedness,In: Sommer, I. & Kahn, R.S. (eds), *Language Lateralization and Psychosis*,Cambridge: Cambridge University Press, 2009, 37-58.

ることはない。そうではなく社会生活において左利きが差別されネガティブな烙印を押されたために、左利きは不器用さや教育上の不適合を理由に婚期や妊娠そして出産が遅れ出産率が低下。特に十九世紀後半から二十世紀前半にかけて顕著でした[5]。

左利き人口の動態については、遺伝子や社会的圧力だけでなく多角的に検討する必要性があるものの、世間一般に流布している「左利きは全人口の約一〇パーセント」とする定説は、マクマナスによれば十九世紀から二十世紀前半を除き当てはまるといえます。
次に、地域や文化圏の違いにおける左利きの割合について追ってみます。

日本は左利き受難の国？

地球上には多種多様な民族や文化が存在し、左利きをめぐる事情は万華鏡のごとく多岐にわたっています。左利き人口は全世界で数億人いると考えられますが、最初に日本における左利きの割合についてひもといてみましょう。

まずM・P・ブライデンと伊田行秀による、日本とカナダの大学生を対象に行なった調査において、左利きの割合に着目してみますと、一つの特徴的な差異が認められました（図0－2）。それは「左手で文字を書く人の割合が日本では極端に少ない」ということです。カナダでは左手で文字を書く人の割合は、男性九・八パーセント、女性七・七パーセント。いっぽう日本では男性一・九パーセント、女性〇・九パーセントでした。ちなみにボール投げをする手や歯ブラシを持つ手については、いずれも日本での左手使用率はカナダより低かったものの、特に歯ブラシについては、日本でも男女ともに左手で持つ割合は「およそ一〇パーセント」となっています[6]（図0－2）。

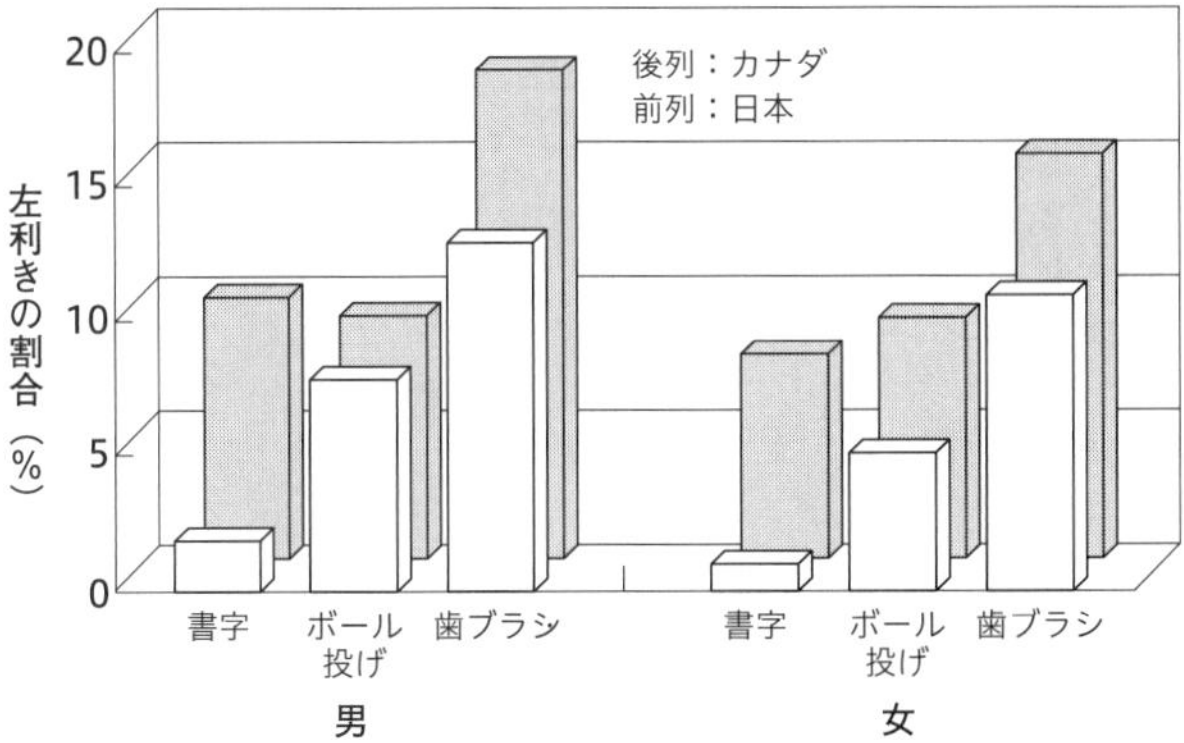

図0-2　カナダと日本における左利きの割合比較
出典：坂野登編『脳と教育』（朝倉書店、1997年）

この利き手比較が発表されたのは一九九六年。ここから時計の針を巻き戻したり進めたりしつつ、日本における左手書字の実情をさらに追ってみます。

まず過去をさかのぼれば、京都市内の小学生約一万七〇〇〇人を対象にした、日本における最大級ともいえる利き手調査があります。[7] 一九三四（昭和九）年に駒井卓と福岡五郎が英語で発表した研究論文によれば、当時の尋常小学校一年生の段階では男子五・一パーセント、女子二・九パーセントが左手で文字を書いていたものの、六年生になると男女とも〇・二～〇・三パーセント。最終学年（高等小学校の二年生で現在の中学二年生に相当）にいたっては、男子〇・二パーセント、女子は〇パーセントと極めて低い割合となっていま

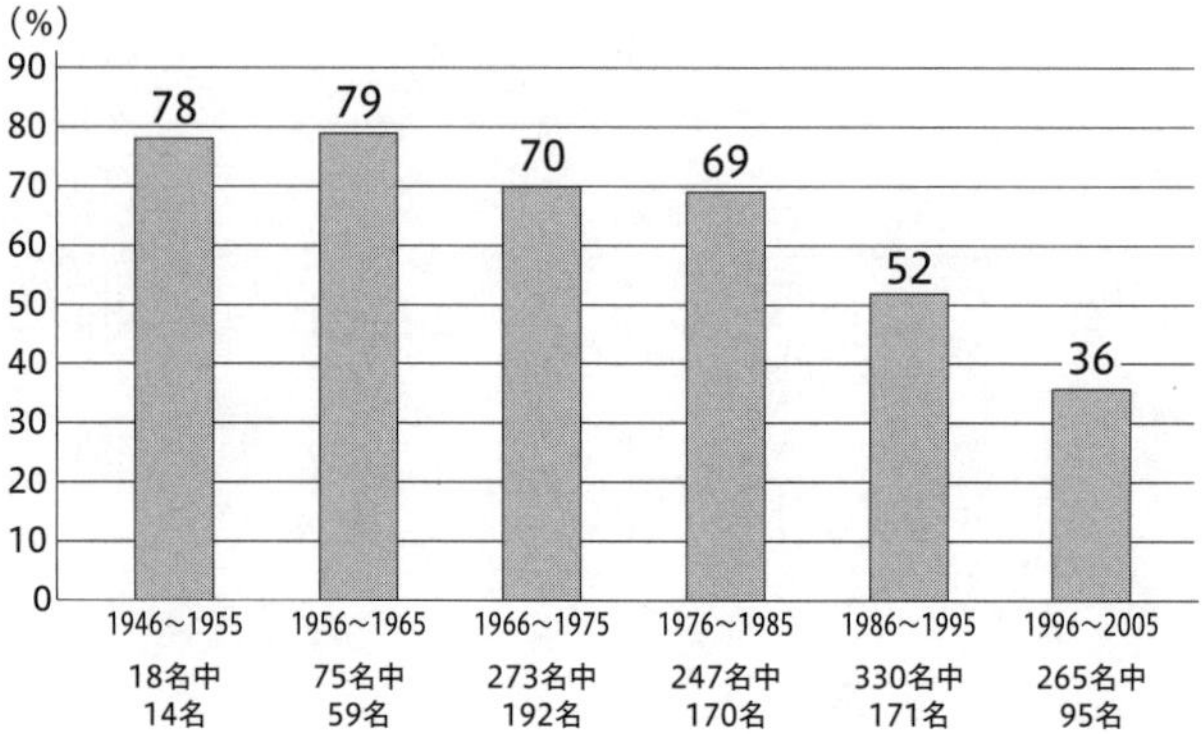

図0-3 「幼少時に矯正あり」と答えた比率（回答者1225名）

出典：日本左利き協会が実施した「利き手アンケート」（2020年集計）より

す。いっぽう、ボール投げについては、各学年とも四～八パーセント弱（女性の左手使用率は男性より若干低い）であり、日本とカナダの大学生における比較調査結果と同じような結果となっています。

そして左手で箸を持つ児童の割合が、各学年ごとに集計されている点も特筆に値します。一年生の段階では男女とも書字よりも左手使用率は若干低いものの、学年を追うごとに書字よりも高い割合となっています。ただしボール投げと比べ左手使用率はかなり低く、教育だけでなく躾《しつけ》や礼儀作法についても深掘りすることで、日本ならではの左利き事情を知る手がかりとなりそうです。

ちなみに時代による利き手の変化を検証すべ

く、一九七三年と一九九三年に利き手調査が行なわれました。それによると、左利きはこの二十年の間で男女とも一・九パーセント増加し、男性は六・二パーセント（両手利き六・六パーセント）そして女性は四・二パーセント（両手利き三・六パーセント）となっています[8]。

いずれも大学生を対象に行なった調査であり、親の世代違いによる左利きへの接し方や、社会における女性の左利きに対する寛容度の変化が、数値として表れているといえます。

「日本左利き協会」（第六章参照）が実施したアンケートにおいても、利き手の「矯正」を受けた経験のある左利きおよび両手利きの割合は次のとおりです。誕生年が一九六五年以前で約八〇パーセントに対し、一九六六年から八五年生まれでは約七〇パーセント、一九八六年から九五年生まれでは五二パーセント、そして一九九六年から二〇〇五年生まれにいたっては三六パーセントにまで減少しています[9]（図0-3）。

左利きについての統計をひもとくと日本の特異性を見出すことができますが、さらに地域や文化の違いにも着目し、左利き人口を追ってみます。

地域差があるヨーロッパ各国の左利きの割合

長い王室の歴史のなかで国王や王位継承者に左利きの多いこと（第五章参照）が、利き手への関心に影響を与えているのでしょうか？　欧州圏を対象としたインターネット調査をイギリスの英国放送協会（ＢＢＣ）が実施し、マクマナスとピータースが国別の左利き率をまとめています。この調査は二〇〇五年二月から五月にかけて実施され、二五万五一一六人が六つの調査項目すべてに回答しています（文字を書くときの手はどちらですか？など）。

図０－４は国および地域別に分類した左利きの割合ですが、イギリス、オランダ、ベルギーでは左利きの割合が高く、これらの国々から東西南北——特に南や東へ遠ざかるほど低くなっています。西はアイルランド、南西はフランスやイベリア半島[10]、北東はスカンジナビア半島、東はドイツやポーランドやバルト三国そしてロシア、南東はバルカン半島やギリシャやルーマニア。

左利きの割合に地域的な差異が生じる理由については定かではないものの、形式的な教育システムの国々は、形式にとらわれない教育システムの国々よりも左利きの割合が低いとする見解があります[11]。

このようにヨーロッパ大陸諸国においては左利きの割合に差異があるものの、日本における左利きの割合と比べると全体的に高い数値となっています。そこで民族的にも、宗教を含めた文化的にも近い東アジアをはじめ、他のアジア諸国やアメリカ大陸そしてオセアニアな

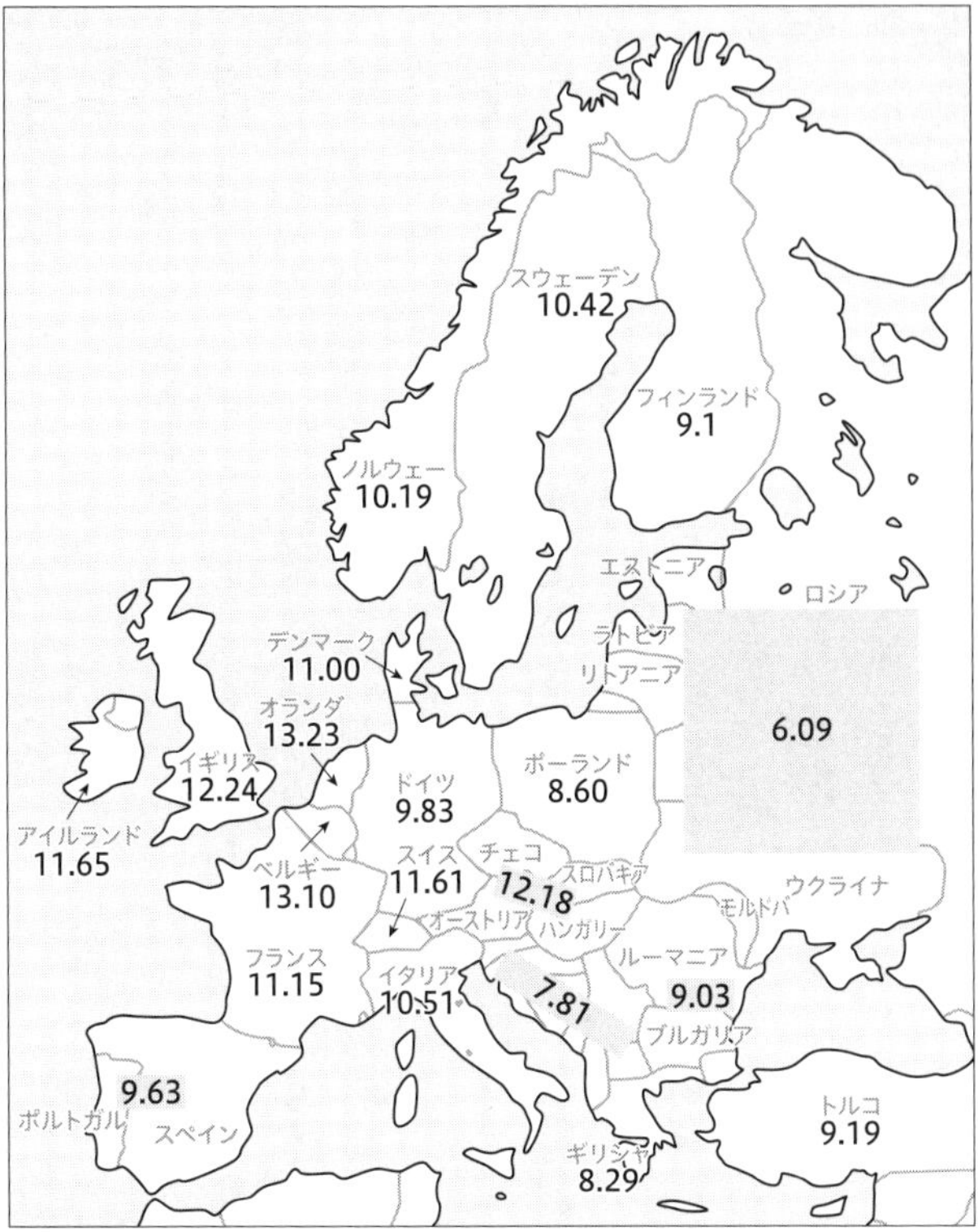

図0-4　英国BBCのインターネット調査データに基づくヨーロッパ各国の左利きの割合

出典：McManus, I. C., The history and geography of human handedness, In: Sommer, I. &Kahn, R.S. (eds), *Language Lateralization and Psychosis,* Cambridge: Cambridge University Press, 2009, 37-58.

どにおける左利きの割合にも注目してみます。

アジアにおける左利きの割合

まずは東アジアの漢字文化圏である台湾そして再び日本、さらに東アジアとは文化や生活習慣などが異なるオーストラリアやアメリカ合衆国との比較を紹介します[12]（図0－5）。やはり気になるのは左手で筆記具を持つ割合ですが、台湾においても日本と同様に左手で文字を書く人の割合は低く、一九八七年に行なった調査では一・二パーセント。

ちなみに日本における左手で文字を書く人の割合の推移は、一九三四（昭和九）年の〇・二～〇・三パーセントから一九八五年には三パーセントと調査ごとに増加しているものの、やはり他の動作と比べて低い数値と言わざるを得ません。

いっぽう、いずれも調査対象者の出生年と左手で文字を書く人の割合の推移となりますが、アメリカでは一九二〇年頃には二パーセント強だったものが一九六〇年には約一一パーセント。オーストラリアにおいても一八九〇年頃には約二パーセントだったものが一九六〇年には約一三パーセントにまで増加しており、二国での書字における左手使用の割合は、人間集団における左利きの割合とほぼ同じと考えられます。つまり、アメリカやオーストラリ

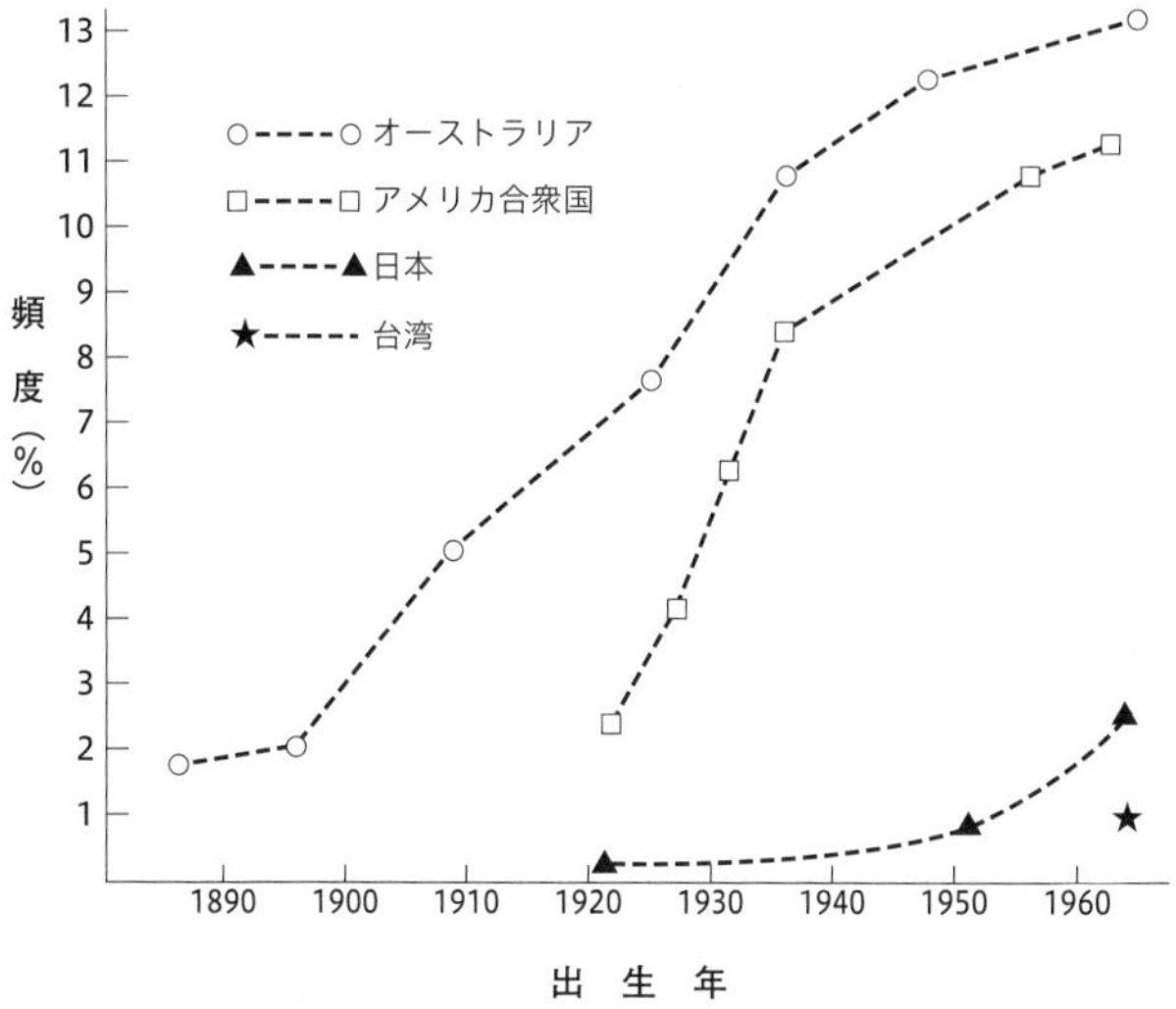

図0-5　日本・台湾・米国・オーストラリアにおける左手に筆記具を持つ人の割合の時代別推移

出典：前原勝矢『右利き・左利きの科学』（講談社ブルーバックス、1989年）

アでは時代を追うごとに、左利きは右手書字への矯正を試みる親や教師のプレッシャーから解き放たれてきたといえます。

そんな左手での書字に寛容な英語圏の二国とは対照的に、ベトナムは左手書字の割合が極端に低い国のひとつというべき統計があります。首都ハノイおよび近郊の小学校で学ぶ児童を対象とした、書字能力にかんする二〇一〇年の調査研究によると、一年生から五年生の児童一五五七人のうち左手で書く児童は、わずか一人で割合にして〇・〇六パーセント。極端に左利きが少ない調査対象だった可能性があるものの、児童に「速く、キレイに」書けるよう書字教育を奨励するがゆえに、文字を右手で書くよう徹底していることが考えられます[13]。

さらに人口の大多数がヒンドゥー教であり、食事の手（右手）と排泄の手（左手）が厳格に守られるインドにおいて、左利きの割合はいかなるものでしょうか。先述したカナダと日本の比較研究と平行して行なわれたカナダとインドの比較研究[14]によれば、二国における男女を合わせた左利きの割合はそれぞれ九・八パーセントと五・二パーセントであり、約二倍の差があります。ちなみに日本については男女を合わせて四・七パーセントと、若干ながらインドを下回る結果となっています。

アメリカ合衆国ならびにオーストラリアとアジア諸国との比較においては、左利きの割合に明確な差異がありました。その原因として「遺伝的要因」や「文化的要因」が考えられることはさておき、一口に左利きの割合といっても、利き手を決定づける判断基準や調査対象の母数、そして調査した年代によって数値は大きく変化します。さまざまな文献や資料で左利きの割合に大きな開き（二一〜三〇パーセント）があるのは、そのためです。

参考までに、アメリカ合衆国における民族別の左利きの割合に見られる歴史的変化（図0

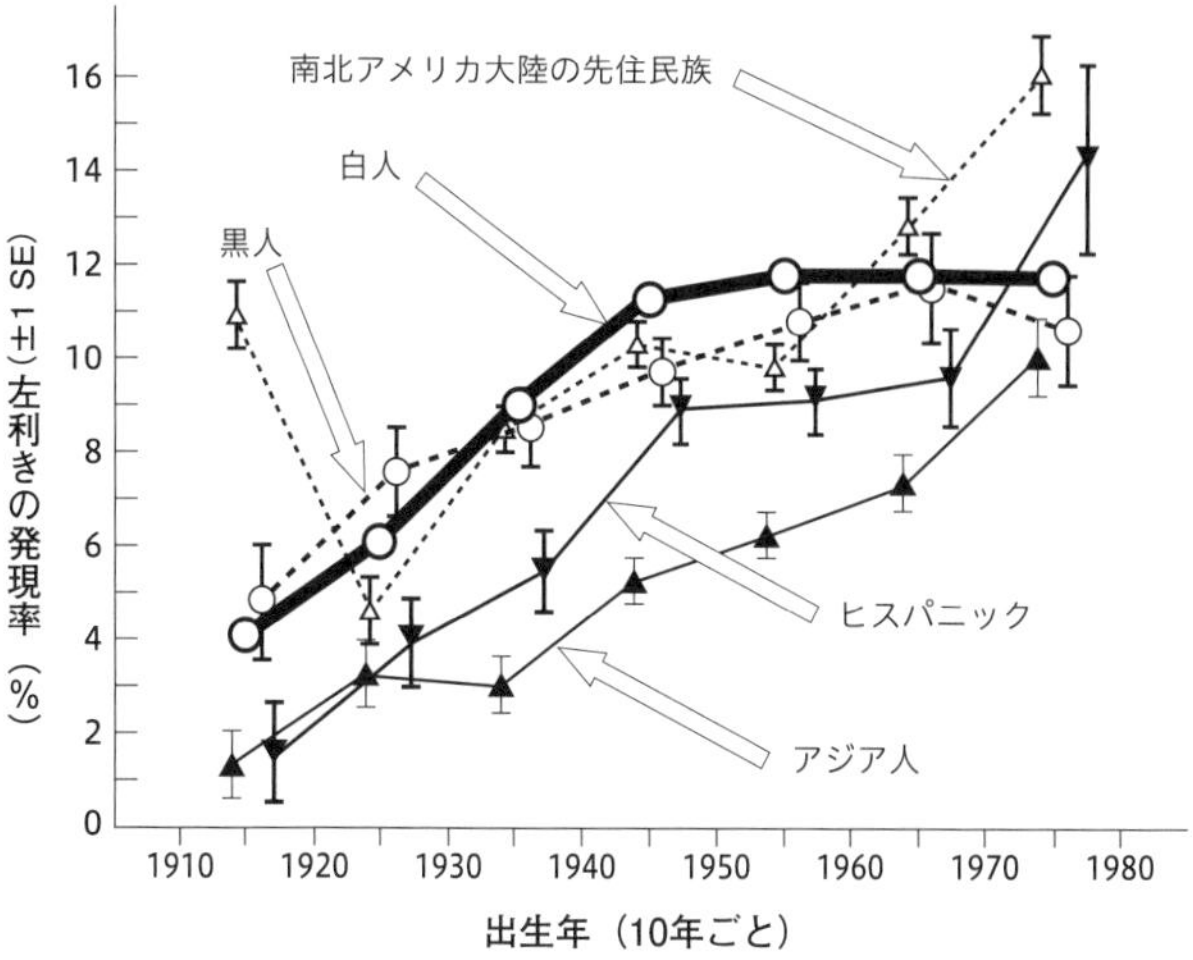

図0-6　アメリカ合衆国における民族別左利き割合の変化

出典：McManus, I. C., The history and geography of human handedness,In: Sommer, I. & Kahn, R.S. (eds), *Language Lateralization and Psychosis,* Cambridge: Cambridge University Press, 2009, 37-58.

－6）については、黒人系やネイティブアメリカン系では白人系と同様であるものの、アジア系とヒスパニック系は全体的に左利きの割合ならびに増加率が低い傾向にあります[15]。

まずは古今東西のデータをひもときながら左利きの割合について紹介しましたが、次に左利き自体の理解を深めるうえで、確認すべきこととは何か？　それは、左利きの定義と判定基準です。

【左利きの定義と判定基準】

人間の身体にはさまざまな左利きがあるけれど……

「手」をはじめ「足」「目」「耳」は左右それぞれに二つあり、これまでの研究から、人それぞれに「利き」が存在していることと、機能的な非対称性が明らかになっています。ですから左手が右手よりも器用であれば「左手利き」、左足が右足よりも器用であれば「左足利き」と本来は表現すべきですが、日本において「左利き」といえば『広辞苑』などに見られる――

《ひだりきき（左利き）……右手よりも、左手のよくきくこと。また、その人[16]》

といった定義が世間一般の共有認識として浸透しています。本書においても「左利き」や「右利き」については「利き手」を前提としますが、その利き手を分類する定義や判定基準そのものを確認しておきましょう。

左利きの多くはクロスドミナンス

人類は十中八九が右利きであり、左右どちらかの手を使う動作において右利きが選択するのは、ほぼ「右手」のみ。それゆえ右利き像は単一的でイメージしやすいものの、左利きの場合、あらゆる動作で「左手」を選択する人がいるいっぽう、動作によっては「右手」を選択することもある人もいて、その組み合わせやバリエーションは人それぞれ。

ゆえに左利き像は多面的かつ複雑であることが特徴です。

そんな左利き像のひとつを表現するにあたり、二十一世紀に入ってからＳＮＳなどでも多く見られ一般化しつつある用語、それは「クロスドミナンス（cross-dominance）」です。

クロスドミナンスとは、動作によって使う手の左右が異なることを意味します。ボール投げは左手だけど文字を書くのは右手、箸を持つのは左手だけどハサミを持つのは右手など、そのバリエーションは多彩です。特に日本では長らく箸や筆記具を左手で持つ割合が極端に低かったため、厳密にいえば「左利きの多くはクロスドミナンス」だったといえます。

カタカナ英語のまま表記されることが多いものの、日本語では「交差利き」「混合利き」「分け利き」と翻訳されるクロスドミナンス。左右両方の手が同じように利く「両利き（両手利き・ambidexterity〔アンビデクステリティ〕）」とは異なります。

そんな「クロスドミナンス」と「両利き（両手利き）」の違いについても留意しつつ、現代において左利きを左利きたらしめる判定基準そのものについて考えてみましょう。

テストで割り切ることが難しい利き手

化石や遺体の腕の骨の長さや歯型、日常生活で頻繁に行なう動作、実験器具を使った特定の動作における作業成績……。ターゲットとなる時代や研究分野によって、利き手の判断基準は異なっています。それは研究調査対象者の属する文化圏や生活習慣や環境、そして時代区分だけでなく、研究調査を実施する人の研究分野や利き手に対する価値観によっても左右されています。

だからこそ左利き人口を割り出そうとすると困難を極めるわけですが、一九七〇年代以降、判断基準の標準化を目指した利き手テストが国内外で考案されています（表0－1）。その嚆矢《こうし》かつ地球規模で広く知られたテストは、リチャード・C・オールドフィールドが作成した「エジンバラ利き手テスト」（一九七一年）です。一〇項目について回答するのですが、その結果としての判定は「左利き」と「右利き」の二種類のみ。ちなみにオールドフィールド自身が英国で行なった調査結果は、男性一〇・〇パーセント、女性五・九二パーセントが左利きであり、イギリス人全体では七・四パーセントでした。左利きの割合に性差がある理由については、のちに仮説を紹介します。

このエジンバラ利き手テスト発表から四年後、日本では八田武志と中塚善次郎が「N・H・きき手テスト」を発表しています。この利き手テストでは、世界標準ともいえるエジンバラ利き手検査を念頭に入れつつも、日本の文化背景を考慮した質問項目が設定されています。たとえば多くの利き手テストで見られる「文字を書くほうの手」が、質問項目としてありません。この日本で広く知られた利き手テストでは、各項目ごとに使用する手が「左手はマイナス1点」「どちらでもないは0点」「右手はプラス1点」として一〇項目について計算します。その結果、合計点数が「マイナス4点以下は左利き」「プラス8点以上は右利き」そして「マイナス3点以上プラス7点以下は両利き（両手利き）」と判定され、利き手は「左利き」「右利き」「両利き（両手利き）」の三種類に分類されます。

ちなみに、時代のライフスタイルに合わせて作成された利き手テストのいくつかをひもといてみても、利き手の分類として「両利き（両手利き）」はあれど「クロスドミナンス」は見当たりません。今後のクロスドミナンスに対する扱いを含め、さらなる地球規模での普遍

エジンバラ利き手テスト

①　文字を書く
②　ボールを投げる
③　ハサミを使う
④　歯ブラシを使う
⑤　絵を描く
⑥　マッチをする
⑦　箒（ホーキ）を持つとき上になる
⑧　フォークを持たないときにナイフを持つ
⑨　箱の蓋を開ける
⑩　スプーンを持つ

N.H.きき手テスト

質問項目	点数
①消しゴムはどちらの手に持って消しますか?	
②マッチをするのに軸はどちらのほうの手に持ちますか?	
③はさみはどちらの手に持って使いますか?	
④押しピンはどちらの手に持って押しますか?	
⑤果物の皮をむくときナイフはどちらの手に持ちますか?	
⑥ネジまわしはどちらの手に持って使いますか?	
⑦クギを打つときカナヅチはどちらの手に持ちますか?	
⑧カミソリ、または口紅はどちらの手に持って使いますか?	
⑨歯をみがくとき歯ブラシはどちらの手に持って使いますか?	
⑩ボールを投げるのはどちらの手ですか?	
合　計	

各項目ごとに、左手を使う場合は−1点、どちらでもない場合は0点、右手を使う場合は+1点と記入します。

合計点数	−4点以下	−3点以上+7点以下	+8点以上
きき手	左きき	両手きき	右きき

このテストでは、合計が−4点以下は左きき、+8点以上は右きき、それ以外は両ききとします

表0-1　二つの利き手テスト

出典：八田武志『左ききの神経心理学』（医歯薬出版、1996年）

性を追求した利き手テストの開発に期待したいところです。

ここまで左利きの割合や定義をひもといてみましたが、基礎知識を確認すべく左利きの存在にもう一歩踏み込んでみましょう。

【なぜ左利きが誕生するのか？】

まずはじめに断言します。人間における左利きの発生とは、因果律のジレンマ――「ニワトリが先か、卵が先か」に相当するような難題（アポリア）です。

つまり左利きが発現する決定的な回答は「ない」ものの、考えられうる回答は複数「あり」ます。その回答も、ひとつが該当するケースもあれば、複数がないまぜとなるケースもあり得ます。

そんな左利きが発現する要因について、まずは最新研究から紹介しましょう。

左利きに関連する遺伝子研究がもたらすもの

ヒトのDNAのなかに左利きの決定に関与する遺伝的指令が組み込まれている——左利きが存在する根源的理由とも考えられる遺伝子領域の発見が、二〇一九年に発表され話題を呼びました。[17] アキラ・ワイバーグを主任とする英国オックスフォード大学の研究チームが、医療研究用に調査・記録している「UKバイオバンク」のDNA情報三九万四八八九人分（うち左利きは三万八三三二人）のゲノムを解析。その結果、左利きに関係する四つの遺伝子領域の特定に成功し、そのうちの三つが脳の発達と構造に影響するタンパク質と関わることも解明されました。

こうしたタンパク質は細胞の形態や働きを維持する細胞骨格と関係していることから、さらに約九〇〇〇人分の脳スキャン画像を調べたところ、ある細胞骨格が脳の構造に影響をおよぼしていることがわかりました。つまり、左利きは二つの大脳半球である「左脳」と「右脳」をつなぐ白質路の発達が右利きと異なるだけでなく、左利きの被験者においては左右の大脳半球にある言語中枢[18]（第四章参照）が、より協調して相互に情報伝達することが発見されたというのです。ただし、これらの違いは膨大な数の被験者に見られた傾向にすぎず、左利きすべての人に当てはまるわけではありません。

このオックスフォードでの発見からわずか一年後、さらに大規模なゲノムの解析により、左利きに関係する四一もの遺伝子領域と両手利きに関係する七つの遺伝子領域が特定されました[19]。オーストラリアにあるＱＩＭＲバーグホーファー医学研究所のサラ・メドランド率いる研究チームがゲノムデータを分析したもので、複数のメガデータベースから提供を受けたゲノムデータ数は、驚くことに一七六万六六七一人（うち左利きは一九万四一九八人）分。

ただし、この大規模な研究は左利きと遺伝をめぐる解明の序章にすぎません。新たな発見についても利き手の決定に一二パーセント程度しか関係していないとする分析があります。研究に参加した遺伝学者デヴィッド・エヴァンスによれば、遺伝的な要因で利き手の違いを説明できるものはわずかであり、環境的な要因がより重要な役割を果たしている可能性が高いとのこと。ゲノム解析の最前線に立つ研究者が、人間の利き手が決定するうえで「環境的な要因」の大きさを示唆しています。平たくいえば、利き手とは「先天的な要素」だけでなく「後天的な要素」が大きく関わる、人間ならではの特徴といえます。

親の利き手は子どもの利き手にどう影響するのか？

左利きに関連する遺伝子研究が進むことで、利き手が髪の色や血液型のように遺伝する形質の可能性が認められました。それは両親の利き手が左利きの子どもの誕生に影響を与えることの証左でもあります。

そこでまず、両親の利き手の組み合わせとその子どもが右利きになる割合を挙げてみます。

①左利きの父親と左利きの母親の場合六〇パーセント
②右利きの父親と左利きの母親の場合七三パーセント
③左利きの父親と右利きの母親の場合七九パーセント
④右利きの父親と右利きの母親の場合八八パーセント[20]

このデータはクレア・ポラックとスタンレー・コレンの利き手にかんする一一の家族研究の調査結果をまとめたもので、やはり両親がともに左利きだと子どもが左利きになる確率が一番高くなります。ただし両親がともに左利きであっても半数以上の子どもが右利きとなります。

両親の利き手が子どもの利き手にもたらす影響については、どちらか一方が左利きのケースを比較すると、数値的には母親の影響のほうが大きいといえます。その理由として、精子・卵子レベルでの解剖学的な差異や子どもと接する頻度の差が挙げられています。そして、やはりともに右利きの両親から左利きの子どもが生まれる割合は一番低くなります。しかしながら、両親がともに右利きであっても左利きの子どもが生まれる理由のひとつとして、対立形質遺伝子の組み合わせが考えられます。両親がともに左利きであっても右利きの子どもが生まれる理由も然りです。

このようなデータを裏付ける有力な遺伝子モデル仮説として、マリアン・アネットの「右寄りシフト仮説」(21)があります（図0－7）。アネットは利き手と大脳半球の言語中枢との関連性から、右手使用にシフトする形質をもつ対立形質遺伝子 RS^{+} と、右手使用にシフトする形質をもたない対立形質遺伝子 RS^{-} を規定します。これらの組み合わせから、七五パーセントは右手使用にシフトする形質をもつ右利きとなり（RS^{++} あるいは RS^{+-}）、残りの二五パーセントは遺伝子学的に右手使用にシフトする形質をもたない（RS^{--}）左利きとなります。ただし、アネットによれば、利き手は教育や育児をはじめとする環境的な要因や、双生

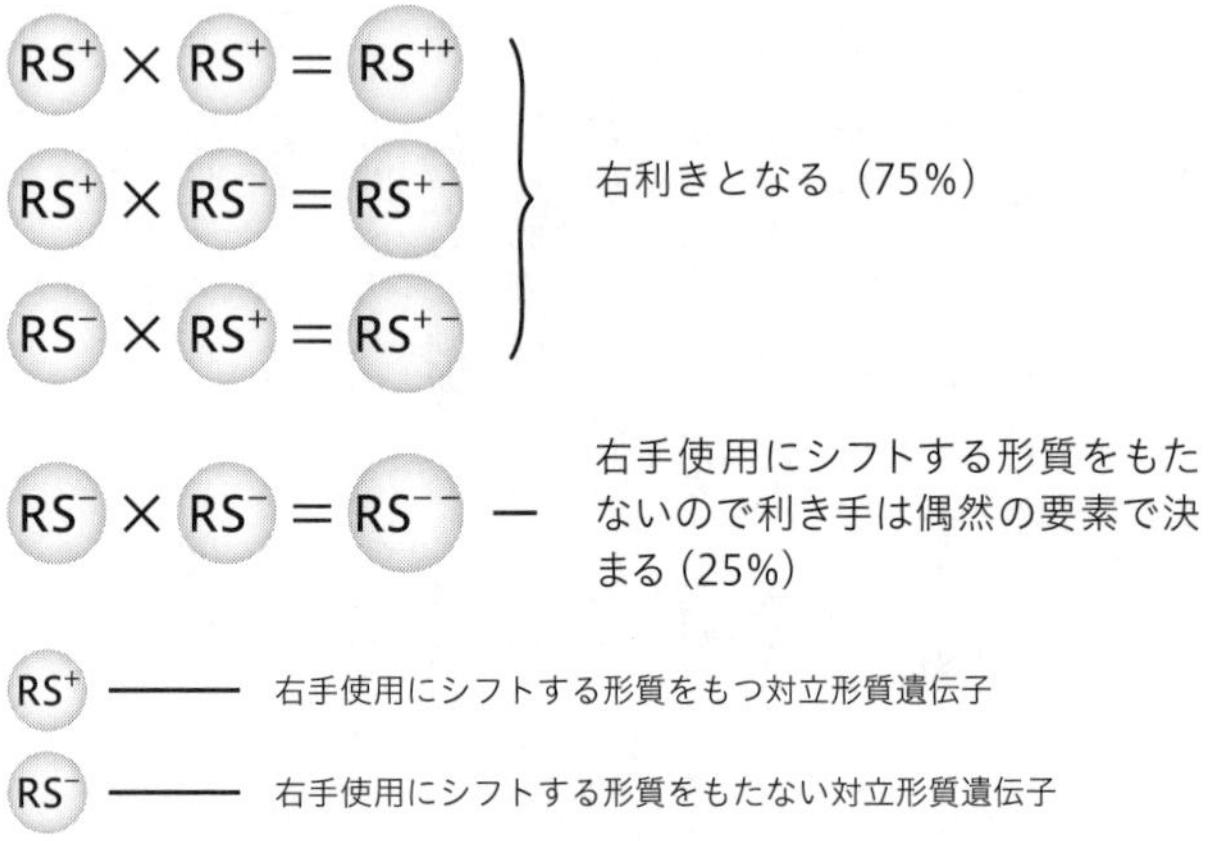

図0-7　マリアン・アネットの右寄りシフト仮説（1985年）

児をはじめとする出生時の状況など偶然の要因によって決まるとのこと。この仮説によれば偶然の要因は確率的に半々となり、一二・五パーセントが左利きになるというのです。

　ちなみに有力視される遺伝子モデル仮説は、右利きを「顕性」、左利きを「潜性」と仮定しています。「顕性」と「潜性」の関係とは、一人間の形質として顕著に表れるかどうかの違いであり、能力的な差を意味するものではありません。

性ホルモンや出産前後のストレスがもたらす左利き

　胎内で受けた性ホルモンの影響や出産時のストレスが原因で、本来ならば右利きになるはずだった脳が、その発達段階で余儀なく変更が加えられ左利きになるケースがある――こうした脳の発達の過程と性ホルモンの関係に注目した大胆かつ壮大な理論があります。

それは、ノーマン・ゲシュヴィントが専門の神経学をベースに学際的研究から得た仮説です。この説については、紙幅の関係上かなりの要約になりますが、ここでご紹介しましょう。左利きの発生についてはおおよそ次のとおりです。

人間の大脳半球は胎児期から機能の非対称性がみられ、胎児の脳は母親の胎内や出産時にあっても成長しています。その過程で「さまざまな要因」が生じ、右手のはたらきを司《つかさど》る「左脳」に発達の遅れが生じます。すると本来ならば「左脳」が担う役割を「右脳」が担うことになり左利きになるとする理論です。気になる「さまざまな要因」として、ゲシュヴィントは「テストステロン」という男性ホルモンに注目し、胎内におけるテストステロンの影響こそ左利きが生じる要因であると理論づけています[22]。

ちなみに、大きな影響として心理ストレスなどによる胎内のテストステロン値上昇が考えられるものの、その大部分が胎盤《たいばん》でエストロゲンという女性ホルモンへと転換します。そのため、自身の精巣でテストステロンがつくられる男性胎児に比べ、女性胎児はテストステロンによる「左脳」への影響は少ないと考えられています。つまり男性に左利きが多いのは、自身がつくりだしたテストステロンを過剰に分泌した結果、「左脳」に発達の遅れが生じて「右脳」が優位脳となったからだといえます。

ゲシュヴィントの理論では、利き手のみならず、免疫疾患や知的機能など多岐にわたってテストステロンとの関連性が論じられています。

母親の胎内で胎児の脳の成長に影響が生じ左利きが誕生する、その「さまざまな要因」としてテストステロンの影響を紹介しましたが、出産時における「さまざまな要因」も子どもの左利きとの関連性が指摘されています。たとえば、未熟児出産や長い分娩時間、高齢出産、そして難産による仮死出産などで生まれた場合、通常の出産と比べて左利きになる割合が高くなります[23]。

その理由として、ごく小さな損傷が「左脳」に生じたために「右脳」が「左脳」の持つ機能を補った結果、「右脳」が優位脳となり左利きになるという考えがあります。このような要因で生まれた左利きは「病理的要因による左利き」とも呼ばれるものの、人間の脳が持つ柔軟性の結果として左利きが誕生するといっても差し支えありません。

余談：江戸時代の日本で生まれた利き手理論

医師で思想家でもあった安藤昌益《あんどうしょうえき》は、東洋医学的な知見から、左利きの発現について、「本来は右手を利き手とするための『気』が、妊娠中に母親がいつも左半身を下にして寝るため左側に偏ることが原因で、生まれてくる子どもが左利きになる(24)」と考えました。現代的な西洋医学や脳科学に慣れ親しむと荒唐無稽《こうとうむけい》とも受け取れる理論ですが、江戸時代のひとつの知見として紹介する次第です。

【いつ利き手は決まるのか？】

利き手が確立するのは八歳頃から

左利きの発現には、遺伝や男性ホルモンそして脳の微細な損傷などの、先天的な要因が考えられることを確認しました。いずれも人間として成長するなかで左利きとして生きる原点であるといえますが、周囲の大人の育児や教育を含めた環境的要因が利き手の成立に大きな影響を与えることは、いうまでもありません。

ともあれ、ここでは環境的要因の有無はさておくとして、そもそも利き手とは成長過程で常に一定であるといえるのでしょうか？　この疑問に答えるべく、アーノルド・ゲゼルとルイーズ・B・エイムズは、生後八週から十歳にいたるまでの子どもの利き手の発達と変化を詳細に観察しています[25]。

その経過を要約しますと、「誕生から一歳」までの間は手の使用傾向に左右差は見られず両手を使う時期もあります。「二歳半から三歳半」にかけては、左右両手の使用へと移行します。ところが「四歳から六歳」になると左右いずれかの手を主に使うようになり、「八歳以上」になると優位となる手だけを使い、利き手が確立します[26]。

乳幼児の成長過程で主に使う手が変化する理由については、左右の手のはたらきをコントロールする「左脳」と「右脳」の発達段階で、個々の機能が分化、統合する際に手にも影響が生じると多くの専門家が指摘しています。

そのほかの左利きの傾向を示す徴候のひとつとして、生後三〜四カ月程度までの乳児に見られる「非対称性緊張性頸反射[27]」が挙げられます。この反射は多くの乳児において頭を右に回転したときに起こりますが、ゲゼルとエイムズによれば、頭を左に回転させたときに非対称性緊張性頸反射を示した乳児のほとんどが、成長後、左利きになったと報告しています。

【注釈】

（1）「Study finds earliest evidence in fossil record for right-handedness（化石の記録から人類最古の右利きであることを発見した研究）」カンザス大学、二〇一六年十月二十日公開
https://news.ku.edu/2016/07/21/study-finds-earliest-evidence-fossil-record-right-handedness

（2）スタンレー・コレン（石山鈴子訳）『左利きは危険がいっぱい』文藝春秋、一九九四年、一一六～一二五ページ

（3）McManus, I. C., The history and geography of human handedness. In: Sommer, I. & Kahn, R.S. (eds), *Language Lateralization and Psychosis*. Cambridge: Cambridge University Press, 2009, 37-58.

（4）（3）に同じ

（5）（3）に同じ

（6）坂野登編『脳と教育――心理学的アプローチ』朝倉書店、一九九七年、一一八～一二八ページ。伊田が「利き手の成立」という項目を執筆し当該調査について見解を述べています。

（7）Komai, T. & Fukuoka, G., A study on the frequency of left-handedness and left-footedness among Japanese school children. *Human Biology*, 1934, 6, 33-42.

（8）八田武志『左ききの神経心理学』医歯薬出版、一九九六年、九～一〇ページ

（9）二〇一九年六月から二〇二〇年三月に実施したインターネットアンケート。回答数は一二二五で、二〇〇六年以降生まれについては母数が一七と少ないため割愛しました。

（10）隣接する国々のサンプルサイズが比較的小さい場合は統計上まとめられています。

（11）（3）に同じ

(12) 前原勝矢『右利き・左利きの科学――利き手・利き足・利き眼・利き耳…』講談社ブルーバックス、一九八九年、五八～六〇ページ。日本における調査はいずれも小学六年生が対象。

(13) グエン・チ・カム・フン、江田裕介「ベトナムの小学生の視写における書字の誤りの特徴に関する研究」和歌山大学教育学部教育実践総合センター紀要No.20、二〇一〇年、九七～一〇四ページ

(14) カナダとインドの学生を調査した左利き割合については(3)を参照しました。

(15) ギルバートとワイソッキーによるアメリカ合衆国における民族別左利き割合の調査については(3)を参照しました。

(16) 新村出編『広辞苑』第四版、一九九一年、二一六一ページ。英語では「左利き」のニュアンスに近い表現として「lefty」があるものの「left-handedness(左手利き)」という具体的な表記が一般的です。

(17)「Genetic Variants Link Left-Handedness with Brain Architecture and Psychiatric Disorders(左利きと脳の構造および精神障害を結びつける遺伝子変異)」Genetic Engineering & Biotechnology News、二〇一九年九月六日公開
https://www.genengnews.com/news/genetic-variants-link-left-handedness-with-brain-architecture-and-psychiatric-disorders/ この発見以前にもウィリアム・ブランドラー率いるオックスフォード大学の研究チームが利き手の決定に大きな影響を及ぼしうる遺伝子を発見していました(二〇一三年)。

(18) 左利きの場合、言語中枢の領域については「左脳」「右脳」「左脳と右脳の両方」と三種類に分かれます(第四章参照)。

(19) 海沼賢「〝左利きの誕生〟に関連する41の遺伝的変異を特定」ナゾロジー、二〇二〇年十月四日公開
https://nazology.net/archives/70453

（20）坂野登『かくれた左利きと右脳』青木書店、一九八二年、二三〜二四ページを参照しました。元データでは「子どもが右利きとなる割合」を平均値化しています。

（21）「右寄りシフト仮説」（アネット、一九八五年）については、八田武志『左ききの神経心理学』医歯薬出版、一九九六年、五〇〜五三ページを参照しました。

（22）ゲシュヴィント、ガラバルダ（品川嘉也訳）『右脳と左脳――天才はなぜ男に多いか』東京化学同人、一九九〇年。「第十一章　脳の成長に対する性ホルモンの影響」（一四九〜一六七ページ）でくわしく論じられています。

（23）「脳損傷説」については、八田武志『左ききの神経心理学』医歯薬出版、一九九六年、五四〜五八ページを参照しました。

（24）安藤昌益研究会編『安藤昌益全集　第10巻　統道真伝　人倫巻』農山漁村文化協会、一九八五年、二三〇ページ

（25）「利き手の発達」については、坂野登『かくれた左利きと右脳』青木書店、一九八二年、八〜一三ページを参照しました。

（26）一九七一年に左利き友の会を創設した精神科医・箱崎総一は、「左ききの子どもの八〇パーセント近くは二歳から四歳までのあいだに利き手が決まるとみていいようである」という見解を残しています（箱崎総一『左利きの秘密』立風書房、一九七九年、一〇四ページ）。

（27）首を横に向けたとき、反対側の手足が曲がり、同じ側の手足が伸びる反射のことです。

第一章

左利きの苦労

創造よりも消費に楽しみや喜びを見出しがちな現代人。ボタンひとつ押せば厄介な手作業をしないですむことが増えただけでなく、特に新型コロナ禍以降、人と人とのコミュニケーションの手段やライフスタイル、さらにはワークスタイルが急速に変化し、ますます身体を使わなくても生活できる環境が広がっています。そのいっぽうで人間本来の手の器用さを育む機会が失われつつあると危惧される二十一世紀。はたして左利きに便利な生活環境が、二十世紀以前と比べて整っているといえるでしょうか？

【自動改札機やハサミ――道具や設備の問題】

「左利きは九年寿命が短い」説

「左利きは九年も寿命が短い」――左利きにとっては胸を締めつけられるショッキングな報告が地球上を駆け巡ったのは、一九九〇年代。日本でも『左利きは危険がいっぱい』という邦訳書(1)が各種メディアで取り上げられ、侃侃諤諤《かんかんがくがく》の議論が巻き起こりました。ちなみに原題(The Left-Hander Syndrome)を直訳すれば「左利き症候群」。こちらもネガティブな「病」

を想起しますが、その著者である神経心理学者スタンレー・コレンが巻き起こした一連のセンセーションの引き金となったのは、「アメリカ・カリフォルニア州住民の死亡診断書をもとに近親者から得た故人の利き手などの情報を分析した結果」[2]でした。性別でみますと、男性が十年、女性が五年、左利きは右利きよりも短命だとしています。

さらに左利きの寿命が右利きよりも短い理由として――

①犯罪や反社会的行動など「行動上の問題」。たとえば犯罪学の始祖であるチェーザレ・ロンブローゾ[3]の生来性犯罪者説によれば、「左利きは左脳よりも右脳を好んで使うため生来的に犯罪に及ぶ傾向にある」。
②免疫障害や神経損傷そして妊娠・出産時のストレスなど「健康上の問題」。序章で取り上げた左利きが発生する理由や特徴のいくつかが該当します。
③右利き優先の社会ゆえに左利きが多くの危険にさらされている現実。

の三つを挙げています。

①については犯罪学において十九世紀から二十世紀初頭に主流だった学説によるもので、

昨今、否定的見解がほとんど。②についても今後の研究でさらなる解明が期待されますが、③「右利き優先の社会ゆえに左利きが多くの危険にさらされている現実」については、左利きが身をもって実感できる現実です。「危険」が左利きにもたらす事態については、ケガや事故のみならず、不便さから生じる「ストレス」も心身の病を導く要因となるため無視できません。

ちなみに、高齢者に左利きが少ない理由について、コレンは「ストレスの温床ともいうべき環境と健康面が原因」としていますが、かつて左利きが右利きに矯正されたことは考慮していません。こうしたコレンの見解に統計上の誤りがある点について、たとえば《外にあらわれた現象から自説に合った結論を出すことがいかに危険であることか[4]》という神経心理学者・坂野登の指摘があります。

利き手に対する配慮に問題がある製品や設備とは

挙げ句の果てには「変な学術研究[5]」としてユーモラスに取り上げられることもあり、物議を醸すことに事欠かない「左利き短命説」。ですが、コレン自身、高度に機械化し発達した環境が左利きにとって危険を増大させるという、社会的な側面に警鐘を鳴らしていたことに

主に片手で使用する製品や設備		両手を使うが使用上で主になる手がある製品や設備	
左手では全く使えないもの	左手では使いにくいもの	左手では全く使えないもの	左手では使いにくいもの
ビデオカメラ、ブーメラン、歯医者の機械、渦巻き鉛筆、腕相撲ゲーム、パチンコ、野球のグローブ	自動改札機、ボーリング、ウォッシュレット、缶切り、公衆電話BOXのドアー、鋏、マウス、包丁、レードル	カメラ、小刀、バレッタ、腕時計の竜頭、定規、ボタン付きの手帳、パソコンのテンキー	公衆電話、傘の巻き留め、リボルバー式拳銃、急須、缶ジュースのプルタブ、電動ミシン、トランプ

表1-1　1998年時点での利き手に対する配慮に問題がある製品や設備一覧

出典：植村明生・中村慶・堀田明裕「生活環境デザインにおける左利き手持性の分析」日本デザイン学会研究発表大会概要集45（1998年）

も注目すべきです。くだんの『左利きは危険がいっぱい』でも「左手利きをいかに救済するか」という章まで設け、救いの手を差し伸べようとしていたのですから。

左利きに限らず男性の平均寿命は女性に比べて短く、その理由として「生理的な要因」、そして「女性と比較してストレスの多い環境での生活や行動が多い」などが挙げられます。

文明の利器がむしろ「右利き優先」を加速させている面も否定できません。利き手をめぐる生活環境は、はたして二十世紀と比べて改善されているのか？　この素朴な疑問を検証すべく、二十世紀末（一九九八年）に発表された「利き手に対する配慮に問題がある製品や設備[6]」（表1－1）のなかから、気になる製品や設備を確認してみましょう。

自動改札機――不自然な姿勢を強いられる

開発のみならず導入に時間や費用を要する設備について注目すれば、やはり筆頭格は駅に設置された自動改札機です。二〇一九年にOsaka Metro[7]、二〇二三年にJR西日本が顔認証改札機の実証実験を開始し、有料道路でETCを通過する車のごとく人間がウォークスルーする時代の到来を予感させます。とはいえ、今後も併用される従来型自動改札機の存在と構造が「すべての人にやさしい」ものであるかどうかは、是非確認しておかなければなりません。

たとえば裏面に磁気データを保存した古典的な切符や定期券を通す自動改札機は、左利きにとって「鬼門」的存在です。挿入口は右側のみ。左手に持って挿入しようとすると、左腕を身体の前でクロスさせなければならず、大変不自然な姿勢を強いられます。二十一世紀に入り非接触型ICカードや情報通信端末が普及し、アンテナ部（読み取り機器）にかざすだけで改札を通過できるものの、まだまだアンテナ部にかざすのは「右側」である自動改札機が主流です。

日本の有料道路では、ETC普及前から左ハンドル専用のチケット発券機や料金精算機設置レーンを見かけます。そんなクルマの左ハンドルには配慮するいっぽうで、人間の左利きに対しては――

《右利き用が基本なので、そのなかに一台あるいは二台だけ左利き用を設置すると、かえってお客さまが混乱するおそれがあります。左利きのお客さまへの配慮は、キップの挿入口を五度だけ左側に傾けることで対処しております(8)》

このコメント、一九九九年に阪急電鉄の関係者が明らかにしたものですが、二十一世紀においても、配慮そのものは大きく変わりません。また当時、報道番組の左利き特集で行なわれた阪急電鉄梅田駅改札口での調査によると、左手で自動改札機に切符や定期券を挿入した乗客は一〇〇〇人中なんと一〇六人。駅での左利き率は一〇・六パーセントでした。

利き手の矯正を経験せずに育つ左利きが増えるいっぽうで、「鬼門」ともいえる自動改札機への不満が絶えることはありません。二〇二〇年十二月二十六日付け中日新聞には――

《電車の改札を通る際、改めて違和感を覚えました。切符を入れたりＩＣカードをタッ

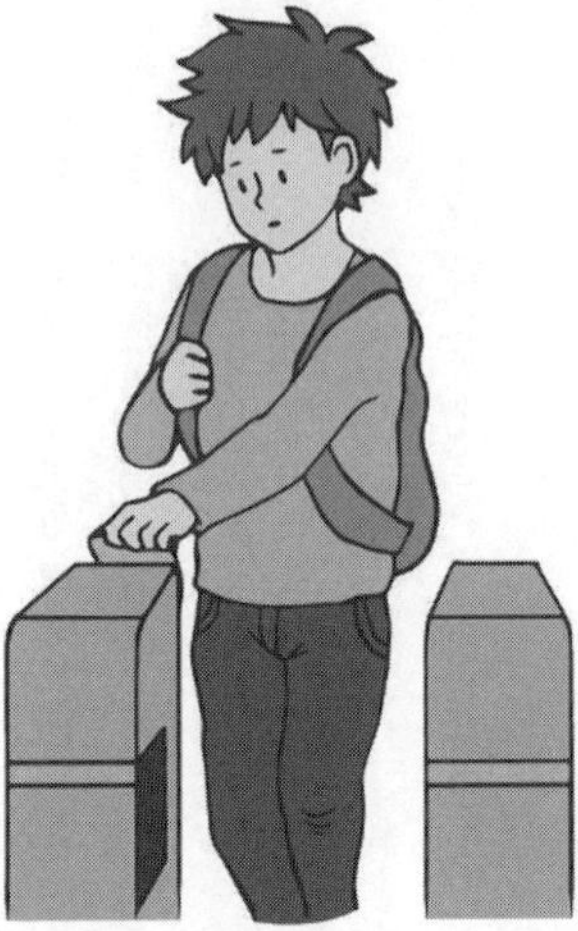

自動改札機を通過するとき左利きは腕をクロスさせなければならない

チする場所はたいてい進行方向の右側にあったからです。右利きなら問題ないのでしょうか、私は左利きなのです》

と左利きの不便を訴える女子中学生（十三歳）の声があります。利き手の左右を問わないシームレスでストレスフリーな自動改札機の普及に期待するいっぽうで、人間そのものが情報化するＩＴ技術の発展は功罪相半ばするものがあります。人と人の非接触化が進めば、ますます他者の身体性への共感力が薄れていくことでしょう。左利きの不便さが可視化される既存の自動改札機の段階で「左利きへの配慮」が進むことが望まれます。

テンキーひいてはキーボード――左利きに有利な面も

「書く」ことから「入力する」ことが主流となりつつある文字や数字。特にビジネスの文書作成において不可欠なデスクトップパソコン用キーボードのテンキーは、基本的に右側配置です。左利きにとって不都合な配置といえますが、二十一世紀に入り、左側にテンキーを配置したキーボードや独立型テンキーの入手が容易になりました。

そこで数字の入力を担うテンキーだけでなく、文字の入力を含めたキー配列そのものに対象を広げてみましょう。まずパソコンのみならずタブレットなどの情報端末でも採用され、多くの人が慣れ親しんでいるキー配列を確認すると、アルファベットは「ＱＷＥＲＴＹ（クワーティー）配列」であることに気づきます。

十九世紀のタイプライター開発を起源とするキー配列ですが、効率を最優先すべき事務機器に対して「作業効率を落とす配慮の末に誕生したキー配列」だったとする説があります。現代的な情報端末のキーボードは、タッチした瞬間に文字入力が可能な「電子スイッチの集合体」。いっぽうタイプライターの黎明期《れいめいき》には電気が一切使われておらず、キータッチを早く行なうと構造そのものの問題によりトラブルが発生するため、タイピストが打ちづらいキー配列にしたというのです。ただＱＷＥＲＴＹ配列は問題となるタイプライターの構造が採用される前に誕生しているため、ユーザーの使い勝手よりもＱＷＥＲＴＹ配列を採用した製造者側の市場独占、そしてキー配列周辺の機能を充実させたメーカーがシェアを伸ばした結果とも言われています。

そんな曰《いわ》くつきのQWERTY配列ですが、二十一世紀に入ってもなお、アメリカやイギリスなど英語圏と日本でのアルファベット配列では寡占状態。日本語の読みを入力する方式についても「ローマ字入力」が最も普及しており、QWERTY配列を使いこなすことが前提となっています。

キー配列そのものについては「左右交互打鍵《だけん》」(左右の手を交互に使って入力すること)が理想のひとつとされています。そこで英語と日本語という異なった二つの言語をQWERTY配列における左手と右手の使用率で比較してみます。

まず英語、ひいては英語圏では——

左手　五六パーセント　／　右手　四四パーセント(9)

と左手使用率が上回っています。さらに左利きにとって魅惑的ともいえる調査結果が出ています。片手で入力できる英単語の数を調べたもので、左右の手で比較すると「左手・三〇〇〇語」に対し「右手・三〇〇語」。QWERTY配列での英文作成においては左利きのほうが有利な面があるといえますし、右利きと思われる人々が「アンチQWERTY配列」に躍起だったことも想像に難《かた》くありません。

そんなアンチQWERTY配列への理論的急先鋒として、かの作曲家アントニン・ドヴォルザークが遠縁というオーガスト・ドヴォラックがいます。左右交互打鍵を理想とする「ドヴォラック配列」を考案した人物ですが、じつは第二次世界大戦のドイツ戦線で右腕を失ったロバート・シャロン・アレン記者のために、左手のみで打てるキー配列も考案していま す[10]。

以上はともあれ、英語圏内を検索してみると左利きからは歓迎コメントの多いQWERTY配列。いっぽう日本、ひいては日本語におけるローマ字入力（かな漢字変換）では——

左手　四〇パーセント　／　右手　六〇パーセント[11]

と右手使用率が圧倒的に上回っています。ただし母音「A」の配置上、左手小指の使用率が高く（一二パーセント）、右手小指の範囲はエンター（リターン）キーを除いて使用頻度の低いキーが多いため、左手にとって効率的な配列ともいえます。が、使用頻度の特に高い「U」「I」「O」の三つが右手側にあり、母音と子音の組み合わせで入力することの多いQWERTY配列でのローマ字入力は、リターン（決定）キーやデリート（削除）キーの右側配置を含め右手偏重の傾向にあります[12]。

ちなみに日本独自の「カナ入力」による日本語入力では、左手と右手の各使用率のみならず各指の使用バランスが良く[13]、ローマ字入力よりもキーを叩く回数が少なくすむ利点があります。かつての日本では熟練したオペレーター御用達ともいえるカナ入力ですが、二六個のアルファベット配置に加え、四八個ものカナ配置を覚え身体化する必要があります。その点、QWERTY配列でのローマ字入力は英語を入力するときも同じキー配置であるため、初心者のキーボード操作において容易にバイリンガルたりえます。

英語教育を含めグローバル化に躍起な日本において、今後ますますQWERTY配列によるローマ字入力が絶対視されるとすれば、日本語の入力は右利き、英語をはじめアルファベットの入力では左利きが有利といえるのでしょうか？

ATM、レードル、バレッタ

パソコンのテンキーと類似したものとして、一部の「ＡＴＭ」に見られる右側に配置されたプッシュボタンがあります。また、昨今ではモニターに直接タッチして暗証番号や金額を入力することが一般的になったものの、こちらもボタンの配置が右手で入力しやすい配置になっていることが多く、さらには指静脈認証付ＩＣカード対応ＡＴＭの指静脈読取装置も右手側に設置されています。

食事の場に目を転じると、立食形式のビュッフェや食べ放題のバイキングでスープをすくうときに使う「レードル」も、多くは右手で持ったときに注ぎやすくデザインされた「横口」であるため、左利き泣かせのキッチンツールです。左右両方に注ぎ口がある「両口」ならば利き手を問わず便利なのですが、残念ながら右利き用のレードルがほとんどです。

女性の美を追求するヘアスタイリングにおいても、髪の毛をまとめるために使う「バレッタ」の金具は右手で扱いやすくデザインされています。左利き用も散見されますが、髪飾りとしてのバリエーションは右利き用には到底かないません。

左利きの不便や苦労は時代ごとに少しずつ減りつつあるものの、完全に解消するには程遠いのが現状です。

定規とハサミ――入学準備の文房具

ものごころついた左利きの子どもが自発的に道具を使おうとするとき、周囲の大人が配慮を怠ると「違和感」を覚えてしまう文房具に目を向けてみましょう。

まずは「定規」。右利きの方は左も右も関係ないだろうと訝《いぶか》しむかもしれませんが、直線の長さを知るための目盛りが問題なのです[14]。

一般的な定規では「0」の目盛りが一番左側にあり、左端を始点として右端へと数字が並び終点まで目盛りがつけられています。左から右へと線を「引く」右利きの動作を前提としているため、たとえば5センチの直線を引く場合、「0」から「5」まで目盛りに沿って引けば事足ります。

では左手で筆記具を持ち線を「引く」動作をとったとしましょう。基礎的な算数を習得した人ならば、目盛りを見ながら「5ひく0」や「10ひく5」と暗算しつつ5センチの直線が引けるものの、「引き算」の概念のない小さな子どもは目盛りをめぐって彷徨《さまよ》うほかありません。そこで仕方なく左から右へと筆記具を「押す」ようにして線を描こうとすると、運筆が上手にできないという問題が生じます。紙質と筆圧によっては鋭いペン先やシャープペンシルで紙に穴が空いたり破れたりしてしまうことすらあるのです[15]。

このように左利きをめぐる定規の問題は、目盛りのつけ方だけでなく、運筆の方向にまで波及します。

次に「ハサミ」。二十一世紀に入ってもなお、紙を切ったり折ったりする行為は代表的な幼児学習のひとつです[16]。三歳頃から使いはじめる文房具ですが、ごく一部の商品を除き、ハサミも「左利き用」と「右利き用」が明確に分かれているため、左利きの子どもだけでなく周囲の大人にとっても悩みのタネとなります。

そこでハサミの構造に注目してみましょう。右利き用と左利き用のハサミの違いは「刃の合わせ」です。右利き用のハサミについては、右手で持ちハサミの左側から紙や布などを見れば、切り取り線や断面が刃で隠れないためスムーズに切れます。ところが、右利き用のハサミを左手で持ち左手の手のひら側から見ると、切り取り線や断面が刃で隠れてしまいうまく切れません。そのため、切り取り線や断面が見えるよう姿勢を変え左手の手の甲側に目線を移し、右手で使うとき以上にハサミの位置を調節しつつ切り進めなければなりません。また指を入れるハンドル部分が、右手で持ったときにフィットするようなデザインや形状になっているハサミも少なくありません。

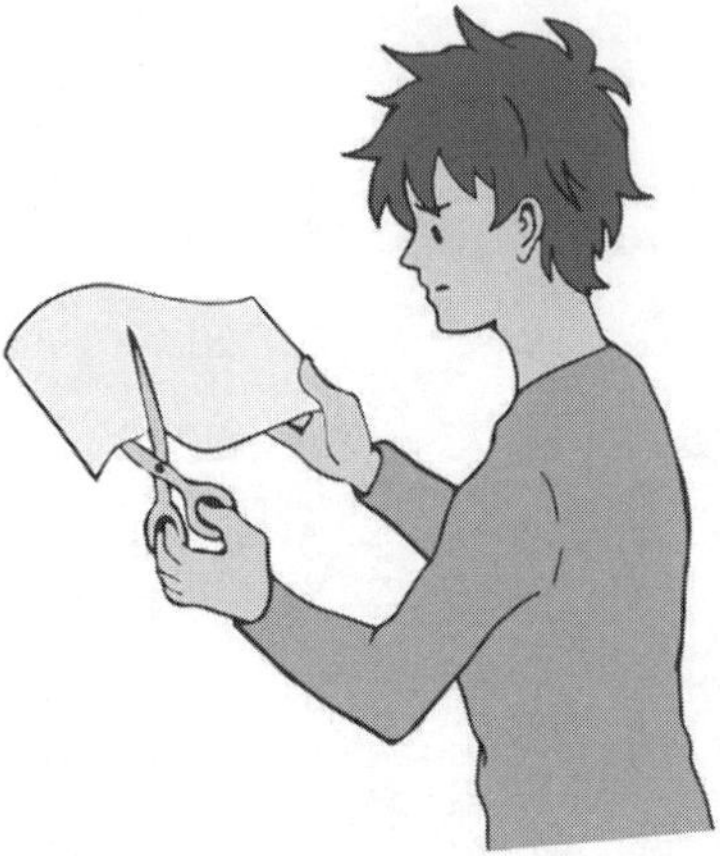

右利き用のハサミを左利きが使おうとすると切り口が見づらい

こうした右利き用のハサミを左手で使うことによって生じる不都合は、右利き用のハサミと刃の合わせが逆になる左利き専用のハサミや、利き手に合わせて刃の合わせを変更できるユニバーサルデザインのハサミを使うことで解消できます。しかしながら、左利き用のハサミが左利きにとって使いにくいケースもあるのです。その一例として、デザイン教育を専門とする富山《とみやま》祥瑞《しょうずい》が「左利きにもっとやさしい商品」づくりを提言するきっかけとなった、左利きの妻へのプレゼントにまつわるエピソードを紹介します――

《左ききの妻に「左きき用」のハサミをプレゼントしたときのことです。「こんなの欲しかった」という喜びの声を期待していたのとは裏腹に、右きき用の道具に慣れたせいか、力の入れ加減がわからないようすでした。

左ききの大人の大部分は、右きき用のハサミを自分なりに力の入れ加減をアレンジして使っているようです。左ききの人が完全な左きき仕様の道具を使いこなすには、子どもの頃から用意してあげることが大切です。大人になってからではむずかしいのです[17]》

【右手で書きやすいようにできた文字と習字】

左手で文字を書くことはデメリットだらけ？

「躾」ではなく「教育」の問題として、いまだ取り上げられる左利き。いかに「左利きは矯正しなくても良い」とする風潮が主流であるとはいえ、二十一世紀に入ってもなお、左利きの子どもに箸と筆記具だけは右手で持たせたいと考える大人は少なくありません。その傾向は、特に筆記具にかんして高学歴層の教育熱心な大人や、自身が左利きで矯正を受けた親に見られがちです。

二一字から三三字で表記できる欧米語のアルファベットとは異なり、日本語の場合はひらがなとカタカナ、そして小学校の六年間だけでも一〇二六字もの漢字を覚えなければなりません。またデジタル系デバイスの開発がいくら進んだといっても、文字の習得において「手で書くこと」は高度な言語能力の発達に影響を与えることが発見されており[18]、今後も文字の習得において「筆記具」は教育の現場で必要不可欠であるといえます。

以上を踏まえたうえで、考えられる左手による書字のデメリットを挙げてみます。

①「の」を書くときのような時計まわりの運筆や、「三」を書くときのような左から右へと横線を引く動作が連続する運筆では、線を押しながら書くため筆先が引っかかりやすい。
②書き順が右手書字を前提としているだけでなく、「はね」「はらい」「とめ」「折れ」も右利きが美しく書きやすいようにできているため、部分的な反転が起こることがある。
③毛筆では筆先の角度を右手で書く場合と同じように傾けないと、筆先がささくれ立ってしまい、文字そのものがかすれて運筆が上手にできない。

アルファベットの言語圏よりも複雑な文字の書き順を覚えなければならないだけでなく、毛筆においてはより繊細な筆先のコントロールを要求されます。それにもまして「左手では上手な字が書けない」という先入観も災《わざわ》いし、ついつい左利きの子どもに対して「右手書き」を要求してしまう――子どもの未来を案じて先回りしてしまいがちな大人は、数こそ減れど消滅していません。

特筆すべきことは、日頃の動作では左利きである書道家が毛筆にかんしては右手に持つケースが多々あり、その理由として先に挙げた左手書字のデメリットを紹介しています。そんな左右の手を巧みにこなせる人はさておき、すべての左利きが書字において左手から右手への移行をスムーズにこなせるわけではありません。後にも触れるように右手づかいを強要されたがためにチックや吃音《きつおん》、自閉症などの精神的な悪影響が出るケースもあり、そうなればむしろ子どもの将来にとってマイナスです。そんな先天的に左利き度の高い子どもだけでなく、不慮の事故や病などで右手の自由を失った人も、左手で書字や書道を行なうことになります。

左利き児童への教育方針

そこで硬筆と毛筆それぞれを指導するにあたり、学校教育において「左手での書字」がどう扱われていたかを知るべく、文部科学省が発行する『小学校学習指導要領』の歴史をひもといてみます。すると、驚くなかれ。左利き児童への学習指導にかんする記載は、一九五一年に発行された『昭和二十六年（一九五二）改訂版小学校学習指導要領国語科編（試案）』のみに記載があったのです。

《左ぎき（ママ）の児童は、むりに右手で書かせない。左ぎきが正常な児童は、左手で書かせてもよい[19]》

第二次世界大戦後の日本はまだまだ左利きへの風当たりが強かったものの、当時の文部省内では左利き容認論があったとする貴重な史料といえます。引き続きこの方針を改定のたびに読むことができれば、左利きの書字に対する配慮が進んでいたかもしれません。残念ながら「昭和二十六年改訂版（試案）」以後は、一国の教育を左右する学習指導要領に左利きについての項目はないため、教師一人ひとりの自由裁量に委《ゆだ》ねられているのが現状です。

古いようでいて一番新しくもある左利き書道の問題

約四千年前に中国ではじまり、日本においては仏教の伝来とともに伝わった毛筆。それ以来、ゆうに千数百年もの長いときを経た筆記具といえますが、西洋式の硬筆（ペンや万年筆、鉛筆）が定着した現代では、生活必需品というよりも「書の芸術のための道具」として扱われがちです。だからこそ学校教育においても、書かれた文字の内容よりも、書かれた文字の美しさや丁寧さが児童に与えられる成績表の評価基準となります。

いくら美しい文字が良いとはいえ、現代人の大半は達筆とされる草書で書かれた文章を理解することはできないでしょう。むしろ求められているのは「誰が見て読んでもわかりやすい文字」ですが、左手で書く人の文字すべてが判読できないものばかりなのでしょうか？

教室で数十人の児童を一人ないしは二人で指導しなければならない教師の重い負担もさることながら、一部の児童だけに手取り足取り指導することは、教室内だけでなく保護者から「特別扱いしている」と誤解をまねく危惧さえあります。だからこそ、「左利き筆法」（第六章参照）や左利きを考慮した教科書などがあるものの、普及への道のりはまだまだ長いと言わざるを得ない現実があるのです。

とにもかくにも「左利き書道」とは、左利きをめぐる、古いようでいて一番新しくもある問題のひとつなのです。

その証左として、二〇二三年四月十二日付けの中日新聞に掲載された、左利きの息子をもつ四十三歳の親による「右利き優位の社会」に対する異議申し立てをひいておきます。

《小5の息子は左利きで、右手で書くよう指導される学校の書写を嫌がります。3年では左手で書いていましたが、4年で先生が替わり、右手で書くことやその先生の厳しい言動にストレスを感じているようです。先生への相談は嫌がるのでできません。教育委員会や学校のアンケートでお願いしても何も変わらず。多様性の時代。どちらの手で書くかは本人が決めることでは》

（「ちょっと子ばなし　右手で書写嫌がる息子」より）

縦書きよりも横書きが普及する理由

左利きであったとしても右手で文字を書く割合が高い日本。西洋文化圏と比較すると左手使用率の差は顕著に現れますが、そもそも西洋文化圏が採用する書式――いわゆる「横書き」は左利きにとってやさしい書式なのでしょうか？

日本と同じ漢字文化圏である中華人民共和国では、建国後間もない一九五六年、旧来の思想・文化・風俗・習慣を放棄する一環として「縦書き」を旧文化とみなし排除。同じく漢字文化圏の韓国でも新聞をはじめ活字メディアは、こぞって「横書き」です。そんな横書き化いちじるしい隣国の状況とは一線を画し、日本語では「縦書き」と「横書き」を使い分け併存しています。なれど、西洋文化が流入する以前は「縦書き」のなかでも紙の右上から書きはじめる「右縦書き」一辺倒でした。[20] 明治維新以降も脱亜入欧を旗印に近代化を進めた日本でしたが、こと日本語表記における「横書き」、なかでも紙の左上から書きはじめる「左横書き」が行政の公式文書において定着したのは、敗戦後のことでした。しかも裁判文書では、二十一世紀の初日である二〇〇一年一月一日から、ようやく左横書きが採用されたのです。

そんな「左横書き」について、一九五二年四月、日本政府が公表した「文書を横書きにする利点」を要約すると次のとおりです――

①「書いたあとをこすらないですむ」
②「書き終わった部分が見える」
③「数式・ローマ字の書き方と一致する」
④「つづりこみを統一することができる」
⑤「書類を参照するときめくりやすい」

⑥「読みやすい」

これらの恩恵をすべて受けることができる人とは？　筆記具を持つほうの手が左右どちらか言及されていないものの、①「書いたあとをこすらないですむ」と②「書き終わった部分が見える」から判断すれば、右手づかい——つまり右利きであることは言わずもがなです。そのじつ、筆記具の主流が毛筆から硬筆へと変化するなか、右利きこそが「右縦書き」に不都合を抱えていたと想像できます。

右手の小指球《しょうしきゅう》（小指の付け根から手首までの盛り上がった部分）が汚れてこまる。書き終わった行が右手で隠れる——。⑤「書類を参照するときめくりやすい」についても、「右縦書き」は右綴《と》じなので筆記具を持ったほうの右手でめくらねばならず非効率です。そんな右利きにとって不都合な点が垣間見える「右縦書き」(21)ですが、だからといって左利きにとってすべてが有利というわけではありません。特に左手で筆を持つと筆先がささくれだち書きづらいという問題がつきまといます。

以上はともあれ、日本では、一八七一（明治四）年頃から西洋式ペン先の輸入を開始し、一九〇三（明治三十六）年には官公庁用の公文書作成に毛筆以外の筆記具を認可しています。

ただし「左横書き」の使用が文部省国語審議会において可決されたのは、戦時下であった一九四二（昭和十七）年のこと。背景には西欧列強の植民地だった東南アジア諸国への進出にともなう日本語教育に対する配慮もありましたが、じつはそれ以前にも、日本の知識人が身をもって「右利きには左横書きが好都合」としており、その理由を述べています。

一九二七（昭和二）年五月七日付けの讀賣新聞の記事から、当時、文部省国語調査会で会長を務めていた上田萬年《かずとし》のコメントをひいてみます。

《やはり左書きがいゝと思ひます。それに一體《いったい》に漢字となれば誰でも右から縦に書くものとばかり思つて居《ゐ》るやうですが、本家の支那（ママ）でさへ、數百、數千の字を、石碑などに記す場合には左から一字ずつ右の方へ横に書いて行くのです。こうしなければ、字も揃はず、第一紙をよごして困るのです(22)》

右利きの視点から「左横書き」の利点を挙げてきましたが、左手で筆記具を持つ人にとっては、右利きならではの利点が欠点になってしまいます。書いた文字が手で隠れたり、それをこすりながら書くため左手の小指球や紙を汚してしまいがち……。なれど、この左利き特有の「左横書き」ゆえの悩み、西洋文化圏と共有できる悩みでもあるのです。

イギリスのグラマースクール[23]で、長年にわたり試験監督をとおして左利きの生徒を観察した教師によれば——

《左手で筆記具を持つ生徒が答案を書いているとき、そのスピードが遅く、全体的に文章が短かったことをはっきりと記憶しています。ペン先を押す動作が多くなり書きづらいため、それが大きな負担となっているためでしょう[24]》

日本でも同様の問題があることはいうまでもなく、さらに解答欄が右側に配置されると設問が見づらいなど、懸案事項には枚挙にいとまがありません。

【右利きだって実感する「利き手のゆらぎ」】

腕時計型デバイスのジレンマ

通信機能はもとより、健康やフィットネスの管理、危険予知、ホームセキュリティ、音楽再生なども可能にする情報端末として、著しく普及している腕時計型デバイス。特に都市型の生活において、公共交通乗降時や各種支払い時にウォレット機能が重宝されるいっぽうで、左腕にはめることの多い右利きにとって「身体にちょっとした違和感」が生じる現象が起こりました。そう、先に述べた、左利きが自動改札口で「左腕」をクロスさせる際の違和感を、右利きも実感することになったのです。腕時計型デバイスのことをスマートウォッチとも呼びますが、一般的な腕時計と同じく左手にはめるとスマートさを逸してしまうようです。

余談ですが世界初の腕時計型デバイスは、日本のエプソンが開発したものです。一九八四年に発売が開始され、当時の呼称は「リストコンピューター」でした。オン／オフのスイッチは左側についているものの、画面をタッチする仕組みそのものは左右どちらにはめても操作しやすいように設計されていました。ちなみにエプソンがスマートウォッチを発表した一九八四年に、アメリカではアップルコンピューターが初代マッキントッシュを発売。直感的にわかりやすくアイコンやボタンを用いたグラフィカル・ユーザー・インターフェース（GUI）やマウスといった、現在にいたるパソコンの操作性を決定づける製品でした。

二十一世紀に入り、スマートウォッチの実用化と普及に成功したのは、エプソンではなくアップルコンピューターでした。二〇一五年四月から販売をスタートした「Apple Watch（アップルウォッチ）」は世代を重ねるごとに進化しています。その後、他社からも数多くのスマートウォッチがリリースされていますが、二〇一七年以来「Apple Watch」を愛用している、ヒューマンインターフェイスが専門の野間春生（右利き）による体験談を一読あれ――

《私が右側にはめている最大の理由は駅での自動改札通過のためです。改札機は通常右側にあります。いっぽうでアップルウォッチを通常の時計のように左手にはめると、身体を捻《ひね》らなければタッチできません。これが不便なので右手に付けています。

アップルウォッチのデザインが優れている点は、本体そのものが左右上下に対称であることです。デジタルクラウンと呼ばれるリューズの部分はそのひとつですが、腕時計としてのバンドも上下とも自由に変えられます。したがって、左右どちらの腕にでも付けることができます。最大の特長はリューズを本体の右でも左でも設定できることです。私の場合は右手に付けて左手でリューズを操作しますので、必然的に左側にリューズがくる設定にしています[25]》

右手に付けることで駅の自動改札機をスムーズに通過できるようになったものの、そのために別の行為で不都合を感じることも――

《コンビニエンスストアなどでの買い物についてもアップルウォッチに入っている交通系電子マネーを利用しますが、この場合は会計の際に向かって左側にカード端末が置かれていることが多いため、残念ながら右手首を左側に伸ばさねばなりません[26]》

いかにスマートウォッチといえども、左右いずれかの腕に装着している限り、なんらかの不便が生じてしまうようです。今後の動向が気になるところです。

【左利きの矯正の現実――日本と世界】

近年、左利きの是非をめぐる話題で使用を回避されがちな表現――それは「矯正」です。《欠点をなおし、正しくすること[27]》を意味しますが、左利きが社会にとって「負」であり

「正しくない」存在とみなされていたからこそ、「左利きを右利きに矯正する」ことが行なわれてきました。

時代は移り変わり多様性への理解が進むにつれ、左利き寛容論が支配的になると、「矯正」という言葉そのものへの批判や非難が増幅します。そうした世相へ適応するだけでなく、いつの時代でも通用する「左利きは日常生活で不便」という功利性の観点から、「矯正」は「直す」や「変える（変更）」といった表現へと置き換えられる傾向にあります。ですが、利き手でない右手を使うよう仕向けることに変わりありません。

そんな左利きの「矯正」や「変更」とはいかなるものなのか？　本書を読み進めるうえで多くの示唆を与えてくれるからこそ、その具体例や当事者の声を説明を加えず紹介します。

◆日本（一九六〇年代）

《右手の甲に丸印をつけ、丸印のついた方の手で持つように教えました。最初は右手を使うことはなかなかできませんでしたが、少しでも右手が使えたときは、オーバーなくらいほめました。すると、子どもも喜びます(28)》

――二歳五カ月の長女を持つ母親

◆日本（年代不明・二十世紀）
《死者を「左手」でふくように、急須を「左手」に持ってお茶を入れるのは葬式のときだけであるから、左利きの娘を右利きになおしたという老婆がいることも注目される(29)》

◆日本（一九六〇～七〇年代）
《私の動作を見て「あらあの人左だわ」なんて言われると、すごくショックをうけるのです。今思うと学校時代（小・中・高）が一番いやな思い出があるのです。先生に「あなた右にしなさい。大人になってみっともないですよ」ときまって言われるのです。しかもみんなの前で(30)》

——一歳半で小児マヒにかかり右手の自由を失った十九歳女子大生からの投書

◆日本（一九八〇年代）
《小学校入学時、左利きだった私が字を書くたびに担任教師が竹の物差しで叩いてきました。左利き矯正にと言わないため、それを見た級友たちが左利きは悪と思い込み、私

が左手を使うたびに悪口雑言、いじめにつながっていきました[31]》

――三十四歳女性からの投書

◆日本（二十世紀～二十一世紀）

《私も、娘も左利きです。右手を使わせたい場合、最初の数カ月は大人がそっと持ち直させます。スプーンの場合、左手はお皿に添えさせます。この期間を超えると、変えるのは苦痛です。右手も動かし慣れると、右利きの人にも右利き用の道具で野球のやり方や、調理方法などを教わるのが苦ではなくなります[32]》

――四十二歳女性（愛知県在住）からの投書

◆日本（二〇〇〇年代）

《小学生の頃、習字の授業で「筆は右で持たなければいけない」と注意され、右で持てるようになるまで、とても大変だった。左利きの方で、お箸を持つ手や字を書く手を変えさせられる苦労を経験した人も多いのではないだろうか[33]》

――十四歳中学生（東京都在住）からの投書

◆北米（年代不明・二十世紀）

《左が邪悪だということを教えるために、しばしば引き合いに出される聖書の一節がある。あるカトリック系小学校の校長が私に教えてくれたのだが、左手利きの児童に右手で字を書くよう強制するとき、その行為を正当化するためにその一節を利用しているということだった。左に対する不吉な偏見の込められたこの一節は、マタイ伝による最後の審判からとったものである[34]》

◆イギリス（一九四〇年代）

《左腕を背中のほうでしばられたり、左手を机の上におくとステッキでたたかれた[35]》

——一九四八年当時、小学生だった女性の告白

◆インド（一九六〇年代）

《一九六〇年代に多感な時期を過ごした私にとって、左利きであることは呪いのようなものでした。（中略）食事中、たびたび私は『悪魔か幽霊が左手で食べてる』と詰《なじ》られ

たものです[36]》

――インド人女性の告白

【注釈】

（1）スタンレー・コレン（石山鈴子訳）『左利きは危険がいっぱい』文藝春秋、一九九四年（「第十二章　左手利きは早死なのか？」において左利きが九年早く死ぬとする理由を論じています）

（2）この調査に先立ってアメリカ大リーグの選手録から利き手と死亡年齢を分析し、高齢であるほど左利きの割合が少なくなると結論づけています。

（3）ロンブローゾは左利きに犯罪者が多いとするいっぽう天才にも左利きが多いとしています（辻潤訳『天才論』植竹書院、一九一四（大正三年、一四ページ））。

（4）坂野登『しぐさでわかるあなたの「利き脳」』日本実業出版社、一九九八年、二九ページ

（5）エドゥアール・ロネ（高野優監訳）『変な学術研究1』早川書房、二〇〇七年、二二五～二二八ページ

（6）植村明生・中村慶・堀田明裕「生活環境デザインにおける左利き手特性の分析」『日本デザイン学会研究発表大会概要集』45、一九九八年、一七六～一七七ページ

（7）「顔認証を用いた次世代改札機の実証実験を開始します」（Osaka Metro、二〇一九年十一月二十五日配信）
https://subway.osakametro.co.jp/news/topics/20191125_kaoninsyou_jissyoujikken.php

近隣に障がい者向けスポーツ施設がある御堂筋《みどうすじ》線長居《ながい》駅で二〇二二年十二月一日から車いす使用者を対象に実証実験スタート。Osaka Metro のウェブサイトには「〝すべての人にやさしい〟交通機関を目指して、バリアフリー施策の推進を図っていきます」と書かれており、ユニバーサルデザインやバリアフリー施策に対する意欲が感じられます。

(8) フェリシモ左きき友の会&大路直哉編著『左ききでいこう!』フェリシモ出版、二〇〇〇年、一〇三ページ(一九九九年一月二十二日に実施された、阪急電鉄梅田駅改札口を含む、道浦俊彦〔読売テレビアナウンサー・当時〕によるリポート)

(9) 「The Curse of QWERTY(クワーティーの呪い)」『Discover Magazine』、一九九七年四月一日公開
https://www.discovermagazine.com/technology/the-curse-of-qwerty

(10) 安岡孝一・安岡素子『キーボード配列ＱＷＥＲＴＹの謎』ＮＴＴ出版、二〇〇八年、一七七ページ(二十一世紀においても、パソコンなどのキーボードで左手のみならず右手にも対応した「片手用ドヴォラック配列」が設定できます)

(11) 白鳥嘉勇・小橋史彦「日本語入力用新キー配列とその操作性評価」(「情報処理学会論文誌」Vol.28 No.6、一九八七年、六六五ページ)。二二〇万字のかな文字データをもとにした算出値です。

(12) (11)に同じ。ちなみにローマ字入力をドヴォラック配列で行なった場合、左手使用率が六四パーセントと左手偏重傾向になります。

(13) (11)に同じ。カナ文字入力における左手と右手の使用率については、「ＪＩＳ配列」では右手使用率は四七パーセントで左手使用率が五三パーセント、「親指シフト方式」では右手使用率が五五パーセントで左手使用率が四五パーセントでした。

(14) 幸いなことに、右端が目盛りの始点となる左利き用定規だけでなく、定規の中央を始点とし左右両端が終点となる目盛りになっている定規や、表と裏で始点と終点の左右が異なる目盛りがつけられた定規など、利き手を問わない定規も商品化されています。こうした創意工夫が周知されることを切に望みます。

(15) 線を描く行為だけでなく文字を書く行為においても、横棒やハネ、払いを書くときなどで同様の問題が生じます。

(16) ローレン・ミルソム(笹山裕子訳)『左利きの子――右手社会で暮らしやすくするために』東京書籍、二〇〇九年、六〇~六三ページを参照しました。

(17) フェリシモ左きき友の会&大路直哉編著『左ききでいこう!』フェリシモ出版、二〇〇〇年、一〇〇ページ

(18) 大塚貞男、村井俊哉「漢字の手書き習得が高度な言語能力の発達に影響を与えることを発見―読み書き習得の生涯軌道に関するフレームワークの提唱―」京都大学、二〇二一年一月二十七日公開。京都大学医学部の大塚貞男・特定助教と村井俊哉・教授の研究グループによる研究および解析。原論文は国際学術誌「Scientific Reports」に掲載されていますが、日本語による研究内容については、京都大学のウェブサイトからダウンロード可能です。以下のURLを参照してください。
https://www.kyoto-u.ac.jp/ja/research-news/2021-01-27

(19) 『昭和二十六年(一九五一)改訂版小学校学習指導要領 国語科編(試案)』文部省、九九ページ

(20) 江戸時代、新井白石が『東音譜』(一七一九〔享保四〕年)という書において、左から右へとカタカナで横書きし西洋語のように綴る独自案を残しています。当時の知識人は鎖国中であっても蘭学をつ

うじて左横書きに触れていたので、アルファベットを含めて合理性を感じとっていたことでしょう。
(21) 書道の世界では「右横書き」に見える書も「一行縦書き」と称します。敗戦前の日本では、駅名表示をめぐって一九二七（昭和二）年に大論争が巻き起こっています。四月から「右横書き」から「左横書き」へと変更するための作業が開始したにもかかわらず、就任したばかりの鉄道大臣・小川平吉が「改正案を白紙撤回せよ」と立ちはだかり、敗戦まで「右横書き」が続投とあいなりました。
(22) 「日本の横書きは右からか＝左からか」讀賣新聞、一九二七（昭和二）年五月七日
(23) 日本では公立の中学校や高校のなかでも進学校に相当します。グラマースクールは直訳すれば「文法学校」で、かつては大学へ進学するにあたりイギリスでは必須とされたラテン語の文法を教える学校であったことが名称の由来です。
(24) Paul, D., *Living Left-Handed*, London: Bloomsbury Publishing Ltd., 1990.
(25) 二〇二三年四月、私信
(26) (25) に同じ
(27) 新村出編『広辞苑　第四版』岩波書店、一九九一年、六七〇ページ
(28) 「左ききをなおす」朝日新聞、一九六六年十二月十一日
(29) 松永和人『左手のシンボリズム』九州大学出版会、一九九五年、四五ページ
(30) 「左利きニュース」（第四号）左利き友の会、一九七一年
(31) 「（声）いじめなくそう　課外授業で勇気くれた先生」朝日新聞、二〇一〇年十一月二十二日
(32) 「すくすくねっと　左利きに不安　慣れれば不便ない」中日新聞、二〇一一年七月二十七日
(33) 「ミラー　左利き用当たり前に」東京新聞、二〇二〇年七月十日

（34）スタンレー・コレン（石山鈴子訳）『左利きは危険がいっぱい』文藝春秋、一九九四年、三七ページ。なお、「しばしば引き合いに出される聖書の一節」とは、同書によると、下記の箇所になります（同書より引用）。
《人の子は、栄光のなかにすべての天使たちを従えおでましになると、栄光の座にすわる。そして、御前に国の民がすべて集められると、羊飼いが羊と山羊を分けるように、一人一人をより分け、羊を自分の右手に、山羊を左手に置く。それから、王は右手にいる者たちに向かってこう告げる。「さあ、私の父に祝福を受けた者たちよ、天地創造のときからお前たちのために用意されていた御国を引き継ぐのです……」。（王は、右にいる羊の施した親切な行為の数々を並べ、それから、左の哀れな山羊に処罰を加える）さらに、王は左手にいる者たちにもこういう。「呪われた者ども、私の元を去り、悪魔とその手下たちのために用意してある永遠の火の中へ入るのだ……」。（山羊の罪が列挙されたあと、マタイ伝は次のような言葉で結んでいる）こうして、呪われた者たちは永遠の罰を受け、正しい者たちは永遠の命をさずかるのだ。》
（35）イギリスの大衆紙「デイリーメール」一九九六年三月二十七日の投書欄より
（36）インターネットメディア「Vibes of India（Ｖｏ！）」が二〇二一年八月十三日に配信した「The highs and lows of being a Left-Hander（左利きであることの浮き沈み）」より
https://www.vibesofindia.com/the-highs-and-lows-of-being-a-left-hander/

第二章

世界の宗教は左利きをどう捉えたのか

人工知能が人間の悩みや質問に答え、ビッグデータが人間の行動を律しようとする二十一世紀。便利なようでいて個々の人間が自由から逃走する感すらします。ともあれ、人間が長らく培ってきた歴史や文化、宗教を無視や軽視すればするほど、人間生活の豊かさは損なわれ、むしろ人間の感性や想像力が鈍化する懸念さえあります。

歴史上、左利きは文献に記録されづらい存在ではありますが、古今東西で綴られた左利きおよび左手についての記述を丹念に調べると、その数はけっして少なくないことがわかりました。

この章では太古から左利きが存在した証左とその境遇を、主に宗教の視点からひもといていきます。さらに世界の主な宗教が左利きについてどう捉《とら》えていたのかについて、例証しつつ解き明かします。

ニーチェが「神は死んだ」と叫び、マルクスが「宗教は阿片《あへん》である」と断言し、ダーウィンが「ヒトはサルから進化した」と唱えた、十九世紀。過去の軛《くびき》から解き放たれ、ヒューマニズムと近代科学の黎明期を迎え左利きへの明るい兆しが見えた世紀と思いきや、左利きが漸減した世紀であったとする知見については序章で取り上げました。

とかくマイノリティ（少数派）を語るうえで、宗教は問題視されがちです。現代は日本のみならず世界中で無宗教者が増えていることはさておき、宗教の教えが人間の生き方そのものだけでなく生活習慣にも深く根づいてきた側面から、利き手という人間の身体性をあぶり出してみましょう。

【聖書の教え――ユダヤ教とキリスト教】

ザビエルの「奇跡の右腕」

ユダヤ教、キリスト教そしてイスラム教。これらは異なる宗教でありながらも「聖書」(1)――キリスト教ではユダヤ教の正典にあたる聖書を『旧約聖書』と称しますが――を根本教典とする点で共通しています。さらにこれら三つの宗教の信徒数を合わせると、地球上における全人口の過半数（五割強）を占めることになります。無宗教者の増加を差し引けばなおさらのこと、キリスト教の『新約聖書』を含め、今もなお聖書が地球上の人類に与える影響は計り知れません。

そんな聖書をひもとく前に、日本におけるキリスト教史の一ページ目に欠かせない人物を

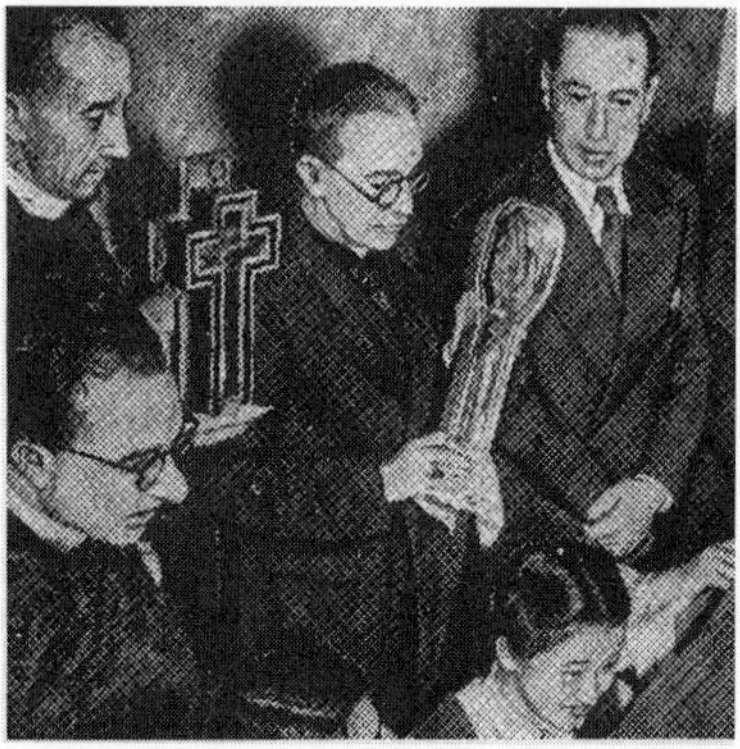

写真2-1　ザビエル渡来400年祭で披露された、ザビエルの「奇跡の右腕」

出典：朝日新聞（東京本社発行）1949年5月27日朝刊2面

めぐる、あるエピソードについて紹介しましょう。

　一九四九年五月二十六日午前六時二十六分、聖フランシスコ・ザビエルの渡来四百年祭に向け派遣されたスペイン公式訪日巡礼団が、ローマからの特別機で羽田空港に到着。在日キリスト教関係者や女子学生らから熱烈な歓迎を受けるなか、ひときわ目を引いたのは、「聖フランシスコ・ザビエル渡来四百年祭」と書かれたリボンテープ付きバッグを恭《うやうや》しく抱える聖職者の姿。その中身は、驚くことにローマ法王より日本再上陸を許可されたフランシスコ・ザビエルの「奇跡の右腕」だったのです（写真2−1）。

　多数の在日キリスト教関係者と女子学生たちからの歓迎を受けるなか、細長い黄金色の箱から取り出されたのは、初上陸から四百年間腐らず枯木のような姿のまま残った右腕。その威光に一同敬虔《けいけん》の念に打たれ、その後、全国の先陣を切って長崎県の平戸島で行なわれた記念式典には、一万五〇〇〇人もの信者が集まったといいます[2]。

日本だけでなく広くアジア諸国に及び一生涯を捧げたザビエルの布教活動。中国の上川島で天国へと召された七十年後の一六二二年、当時の教皇グレゴリウス十五世は、その功徳を称《たた》え、ザビエルをローマ＝カトリック教会における聖人のひとりに列しました。

つまり「奇跡の右腕」は、インドのゴアで埋葬されたザビエルの遺体から右腕だけを切断しローマのジェズ教会に安置されていたもので、聖人ザビエルその人のものだったのです！

余談ですが、右腕を切断時、死後五十年も経過しているにもかかわらず鮮血がほとばしったことが、ザビエルを聖人に列するうえで起きた奇跡とされています。

聖書では「右」が貴ばれる

どうして奇跡をもたらしたのは「左腕」ではなくて「右腕」でなければならなかったのでしょうか？　神の天地創造を説く「創世記」において神はご自分に似せて人を創造したと記されています。人間の姿だけでなく利き手も神が創造したかどうかについては、人智を超えた神の御心《みこころ》のみが知るところ。なれど「奇跡の右腕」が「右腕」でなければならない真相を知るべく、聖書という「神の救いの手」を求めてみます。すると「御右の手」や「右の御手」など翻訳の表現に違いこそあれ、神の右手によって人間は数々の恩恵を受けたことが記《しる》されています(3)。

そのなかでも象徴的な出来事のひとつとして、イスラエルの民が神の僕《しもべ》モーセに導かれエジプトを脱出した際、歓喜のあまり、神への讃歌を合唱したシーンがあります。「出エジプト記」から「海の歌」の一部をひいてみます。

《主よ、あなたの右の手は力によって輝く。
主よ、あなたの右の手は敵を打ち砕く。
あなたは大いなる威光をもって敵を滅ぼし
怒りを放《はな》って、彼らをわらのように焼き尽くす(4)》

（「出エジプト記」一五章六〜七節）

まさに神の右手は人智を超えた「力の象徴」そのもの。磔刑《たっけい》に処され屍《しかばね》となったイエス・キリストが復活後に昇天し召された場所は、神の右の座(5)。

また古代イスラエル王ダビデの詩の一節によれば——

《わたしは絶えず主に相対しています。
主は右にいまし
わたしは揺らぐことがありません[6]》

（「詩篇」一六章八節）

《わたしは御顔を仰いで満ち足り、喜び祝い
右の御手《みて》から永遠の喜びをいただきます[7]》

（「詩篇」一六章一一節）

と、神の「御右の手」の側から寵愛を受けていたことがわかります。

いっぽうで罪深き者たちが永遠の処罰を受ける神の「御左の手」側について、新約聖書の「マタイによる福音書」（二五章四一節）には、こう記されています。

《のろわれた者ども、私から離れ去り、悪魔とその手下のために用意してある永遠の火

に入れ(8)》

いかに比喩的な表現であるとはいえ、聖書において「右(手)」は「左(手)」よりも尊重されます。言語においても、たとえば英語の「right(右)」には「正しい」や「権利」、「left(左)」には「邪悪な」や「弱い」といった意味合いがあります。信仰への行為においても然りで、神に向かって十字を切るのは右手。

また、人間社会における奉仕の精神をイエス・キリストが代弁する重要なたとえ話のなかで、イエス・キリストは弟子たちをこう諭《さと》しています。

《施しをするときは、右の手のすることを左の手に知らせてはならない。あなたの施しを人目につかせないためである。そうすれば、隠れたことを見ておられる父が、あなたに報いてくださる(9)》

(「マタイによる福音書」六章三~四節)

困った人に奉仕する救いの手は、他人に見せびらかさず、そっと差し伸べれば神があなたの行ないに報いてくださる――有名な「山上の垂訓」での諭しですが、左利きなら「左の手のすることを右の手に知らせてはならない」と表現したいところです。ともあれ、利き手の左右に関係なく、神は博愛心をもって人間の行ないを見守ってくださることでしょう。ただ注意しなければならないのは、聖書の一節を引き合いに出して、左利きの矯正を行なった事実があったことです（第一章参照）。人智を超えた神の威光を誤った形で人間が利用していること自体、神への冒瀆《ぼうとく》といえるのではないでしょうか。

左手で剣を持つベニヤミン族

聖書は決して左利きの存在を否定しているわけではありません。旧約聖書の「士師記《ししき》」（二〇章一五～一六節）をひもとけば、左手で剣を持つベニヤミン族の兵士七〇〇人の姿についての記述がみられます。その七〇〇人は左利きで、イスラエルの民との戦いに向け、ベニヤミン族が召集した二万六七〇〇人の兵士のうち、わずか二・六パーセント。けれど「一本の毛すじをねらい石を投げても、ひとりとしてはずれな」いほど、すぐれた才能の集団でした。

ちなみに、「ベニヤミン」とは「右手の子」すなわち後継者、名誉な者という意味があります。少数精鋭部隊として闘った七〇〇人の左利きこそ、まさに右利き優位の社会に生きる左利きの象徴そのものだったのです。

【儒教の教え――「食事をする手は右手」】

食事で使う手を右手に定めた『礼記』

東アジアのなかでも漢字文化圏に属する国において、国家秩序の維持や道徳規範を守るうえで長らく重要な役割を果たした儒教。孔子を始祖とする倫理思想や信仰の体系を指しますが、二百年以上にもわたる鎖国を行なっていた江戸幕府では、封建社会を維持すべく多くの儒学者を重用しました。それゆえ儒教の長所も短所も日常生活の隅々にまで浸透しましたが、そんな儒教における「国家から家族にいたる最も重要な道徳的観念」こそが「礼」です。嚙み砕いていえば集団秩序を維持するための約束事であり、ひいては他人に不快感を与えない気配りや所作も「礼」のひとつです。

「礼」といえば、儒教において尊重される五経のひとつに『礼記《らいき》』があります。前漢期（紀元前一世紀）に編纂《へんさん》され、日本においても礼儀作法の原点であることは言わずもがな。ちなみに『礼記』の存在を知らなくとも、多くの書物で引用が重ねられてきた教えとして《七年、男女不同席[10]》——七つになったら男女別々に座らせよ——という一節があります。平たくいえば、学びを覚えはじめた七歳から、男は男らしく、女は女らしく、躾《しつ》けて教育しなさいという諭し。ジェンダーフリーへの取り組みが進むにつれ耳目に触れる機会が減少しているものの、この有名な一節の直前に、男女の区別なく、ものごころついたばかりの子どもへ最初に徹底すべき作法が記されていたのです。

《子能食食、教以右手[11]》

（『礼記』「内則」篇、第十二）

この原文を訳すと「子どもが自分で食事できるようになったら、右手を使って食べるように教えなさい」。つまり口に食事を運ぶ手を「右手」に限定していたのです。

ちなみに『礼記』の「曲礼」篇では、黍《きび》つまり穀物類を食べるときは箸を使ってはいけない[12]と記されています。編纂当時はすでに食事の場において箸が使われていたことの証左であるだけでなく、穀物類を食べるときに使う手についても「右手」のみ使うことが礼儀作法であったことがわかります。

日本における「箸は右手」の規範の強さ

ただ『礼記』には、イスラム教やヒンドゥー教のように「左手」を不浄の手とする観念で封じるような記述が見当たりません。そのためか、日本の江戸期に書かれた育児書や随筆では、日常の躾を行なうための権威的なよりどころとして『礼記』が引用されてきたきらいがあります。

日本で最初の本格的育児書として誉れ高い『小児《しょうに》必用《ひつよう》養育草《そだてぐさ》』（一七〇三〈元禄十六〉年）は、若き日に貝原益軒のもとで儒教を学んだ医師・香月《かつき》牛山《ぎゅうざん》著。当時の知識人に欠かせない儒学の素養と彼の優れた知見は、養育法や病への対処法はもとより、教育のあり方にまで及んでいます。『育児の百科』（岩波書店、一九六七年）の著者で左利きの子ども擁護論を展開した松田道雄も高く評価していた『小児必用養育草』ですが、左利きの子どもへの対処法については、かの『礼記』の一節に触れつつ——

《児子によりて、左の手の利きたる生まれつきもあり、必ず箸を左の手にて取るものなり。これもいとけなき時より、しいて右に取る事を教うれば、余の技はみな左を用うれども、箸ばかりは右に取るものなり。（中略）ただ児子は、我ままならぬように教ゆれば、邪気のなきものにして、ひたぶる習って性となりて、不作法なる事なきものなり[13]》

（現代語訳：子どもによっては生まれつき左手がよく利く子どもがいて、必ずといってもいいほど左手で箸を取ろうとする。こういったしぐさも、ものごころついた頃から右手に持つように躾ければ、他の用事では左手ばかり使っていても、箸だけは右手で扱うようになる。（中略）子どもはわがままにならないように育てれば、素直に親の教えを受けそれが心に宿る。そうなれば、不作法なことをしなくなる）

（「男女の小児、物をくい、物をいう時の教えの説」）

と左利きを礼儀作法の観点から捉えていました。現代においても左利きの子どもに対して箸と筆記具だけは「右手」で持つよう教える親は少なくありませんが、元禄期の香月は「箸だけは右手に」と強調していたのです。あえて裏面を読むような見方をすれば、この一節は、医師としてではなく道徳家として、「箸づかいを見れば、その親がわかる」と諭していたともいえます。
　同じく元禄期に享楽的な好色ものを書いて一世を風靡《ふうび》した井原西鶴《いはらさいかく》も、晩年に残した随筆(14)「時花笠《はやりかさ》の被物《かづき》」のなかで「左手」で箸を持つ子どもを戒《いまし》めていました。そして驚くなかれ。彼が示した、左箸を含めた子どもの不作法を未然に防ぐ最善策は「乳母に育児を任せよ」。親は目に入れても痛くないほどかわいい子どもを甘やかしがち。だからこそ礼儀作法は他人が私情をはさまず授けるのが良いという冷めた育児観ですが、裏を返せば、思いのほか庶民の間では左手で箸を持つ人が多かったのではないかと推察できます。

　余談ですが、古代ギリシャの哲学者プラトンは『法律』のなかで、登場人物であるアテナイの客人を介して、自身の利き手観をこう論じています――

　《人びとの考えでは、わたしたちの右と左とでは、それぞれの行動への効用において、手に関するかぎり、生まれつき相違があるとされています。だがそれでいて、足や下肢に関しては、その働きに何の差異もないことは明らかです。ところがわたしたちは誰も、乳母や母親の愚かさのために、手に関しては不揃いになってしまったのです。なぜなら、自然の能力から言えば、両の手足はほとんど力が等しいのですが、わたしたちがそれらを正しく用いないで、習慣によって違ったものにしてしまったのですから[15]》

洋の東西をめぐる乳母の存在はさておくとしましょう。江戸時代の育児書や訓育書は、『小学』（朱子学を構築した朱熹《しゆき》の指導を受けて劉子澄が編纂）から多くの知恵を授かっていますが、その内容は『礼記』の教えを子ども向けにやさしく説いたもの。「右手で食べよ」という教訓を網羅しているだけでなく、寺子屋での教科書としても使われていました。

とにかく「左手で箸を持つ」ことは礼儀作法の問題として、左利きの子どもを授かった親にとっては一大事だったのです。現代においてもけっして少なくはない「箸は右手」と躾けられる左利きの存在こそ、『礼記』の一節が日本において長い歳月をかけて受け継がれていることの証左なのです。

利き手をとりまく文化的影響度の大きさをけっして甘くみてはなりません。従来の価値観が大きく転換する敗戦後に出版された新しい女性向け作法書でさえ、『礼記』の一節を引用しつつ《元來和食はすべてが、右手に箸をとることをたて前としている》と断言していたのです[16]。このような論調は二十世紀後半まで絶えることはなく、箸の研究家による育児書では

「左手」で箸を持たせる親について、こう断罪していました——

《子どもの左利きは母親の放任にあり、将来のために矯正すべき[17]》

余談：中世西洋の食事作法——状況に応じて左右いずれかの手を使い分ける

東洋と西洋の食事作法における古典的な左手と右手の使い方について比較すべく、中世ヨーロッパにタイムトリップしてみます。その前に、日本に箸が伝来したのは七世紀ごろとされますが、儒教の伝来は箸よりも古いことを念頭に置きましょう。

まず二世紀頃に書かれた古代ローマ時代の詩人・カトーの二行連詩が、翻訳のみならず文章が付加された形をとり『ドイツのカトー』として十世紀に誕生します。この本の示すところは後にドイツの作法へと引き継がれていきますが、注目すべき一節をひいてみます。

《隣席の人から離れている方の手で、いつも、食べなければなりません。その人があなたの右側にいるのなら、左手で食べる方が良いでしょう。両方の手で食べることは、止めてもらいたいものです[18]》

ひとつ確認しておくべきことがあります。それは国や地域の差こそあれ、中世のヨーロッパ人は、ナイフとフォークを両手に持たず、切り分けた肉などを直接「手」で食べていたことです。この点においてはヒンドゥー教圏やアジアやアフリカのイスラム教圏と共通するのですが、状況に応じて左右どちらか片方の手で食べるのが作法というのです。つまり利き手という自己の都合よりも、左右にいる人の肘と肘がぶつからないように、という「気づかい」が大切にされたのです。また両手で食べることへの忌避《きひ》については――

《両手を使って食べることは食い意地がはっているようなので好ましくない[19]》

と、十三世紀の作法書『ヴェルシュの客』に記されています。つまり慎ましく食べることが、どちらの手で食べるかよりも重視されたのです。後に西洋の文化圏では右手にナイフ、左手にフォークを持つのがマナーとされるものの、現代において他の文化圏よりも左利きに対する寛容度が高いことにつながる源泉であったのかもしれません。

ちなみに国や地域の差こそあれ、ヨーロッパにおいては三百年から四百年前まで、直接

「手」で食べ、食事で汚れた手はテーブルクロスで拭くのが庶民の間で一般的でした。

【日本神道の教え――「左は右よりも尊い」】

天照大神は左目から生まれた

国内外で話題にされることの多い日本文化の特殊性。左手と右手をめぐる身体論、ひいては左と右という観念においても、他国にはない独自性があるのでしょうか？　日本の神話や歴史書をひもときつつ、その真相を探ってみましょう。

まず日本最古の文献『古事記』（七一二年）までさかのぼりますと、伊邪那岐命《いざなぎのみこと》という男神と伊邪那美命《いざなみのみこと》という女神の交わりから、日本を創生する神々が生まれています。その神々の生誕は奇跡ともいうべき物語に満ちあふれていますが、なかでも、火之迦具土神《ひのかぐつちのかみ》の出産で大やけどを負って亡くなった伊邪那美命への想いを断ち切れず、伊邪那岐命が黄泉《よみ》の国へと彷徨《さまよ》い地上へ戻った後に行なった禊《みそぎ》こそ、日本の創生神話におけるクライマックスのひとつといっても過言ではありません。

そう、あの左目を洗うと女神の天照大神《あまてらすおおみかみ》が、右目を洗うと男神の月読命《つくよみのみこと》が生まれたという神話です[20]。なかでも皇室の祖神とされる天照大神は多様な神格を持ちますが、特に太陽神でもあり農耕神でもある天照大神に焦点を当てると、古代の太陽崇拝において日本の独自性とも取れる価値観があることがわかります。

それは「左は右よりも尊い」というものです。

生きとし生けるもの、太陽の光こそが生命維持にとってかけがえのない恵みであり[21]、毎朝、東からのぼって南中し夕方には西の空へと沈んでいきます。そんな太陽へ敬意を払うべく、祭礼のとき人々が南面し、現存する社殿の多くが南向きであるのは、まさに太陽崇拝にもとづくもの。だからこそ「日出づる国」では、南面する人間にとって太陽がのぼる東側つまり「左」を、太陽が沈む西側つまり「右」よりも尊いと、国学者や民俗学者が声高らかに主張したのです。

たとえば左大臣は右大臣よりも上位とする官位の序列がありますが、制定当時、「左」を「右」よりも尊しとする中国・唐代の制度に倣《なら》ったという説があります。ちなみに中国では、時代によって左右の尊卑が入れかわり、武力が趨勢《すうせい》となればなるほど権力の象徴として「右」が尊ばれました。

その中国で儒教の始祖・孔子を批判し無為自然を説いた道教の始祖・老子が、処世の知恵として含蓄《がんちく》のある言葉を残しています――

《「吉事尚左、凶事尚右」（吉事の場合は左側を上位とし、凶事の場合は右側を上位とする）[22]》

中国から伝来した道教の影響が大きいと指摘される日本神道。平和を尊ぶうえで老子の教えには深い含蓄を感じずにはいられませんが、こうした中国思想を理解するうえでの礎《いしずえ》となる陰陽五行説では、森羅万象を二つの相対《あいたい》する関係に還元します。

「左」と「右」については「陽」と「陰」にそれぞれ割り当てられますが、これは中国の方位学にもとづいています。四季にたとえれば、万物を生み出す神聖な徳が宿る春は「東」。万物を育て思いやる徳が宿る夏は「南」。万物を収穫しまとめる徳が宿る秋は「西」。そして万物を見守る徳が宿る冬は「北」と解釈します。以上から、陰陽五行説においては、動的な要素として「東」と「左」を「陽」とし、静的な要素として「西」と「右」を「陰」と割り当てます。

さらに陰陽五行説では「男」は「陽」、そして「女」は「陰」となりますが、日本神話の主神たる天照大神は、伊邪那岐命が左目を洗ったときに生まれた女神でした。いっけん二元論的な象徴性に矛盾をもたらす感はあれど、これぞ日本文化の特殊性と解釈もできますし、日本列島に存在したとされる邪馬台国《やまたいこく》の卑弥呼《ひみこ》も女王でした。

左手は神聖な手

日本では「左」を尊《とうと》ぶことをポジティブに捉えつつ、近代の国家観を再確認する思想的よりどころとなっていた「左右尊卑考」にもさかのぼってみます。

一人目は、明治期における万葉集研究の第一人者だった木村正辞《まさこと》。とある講演で、加藤弘之が提唱した「左手教練説」（第三章参照）に異議を唱えつつ、こう語りました——

《（前略）常に右の手のかたを重に使ふは、右は卑しき故に多く使役したるか傳來したる慣《クセ》にて、左は尊ぶ故に奥の手といひて大切に志たるから、遂に右ほどの用を為すを能はさるに至りしならん[23]》

（われわれは右手ばかり使っています。その理由は右は卑《いや》しいとされるから日常生活では主役となる、あるいは祖先から受け継がれてきた習慣からです。日本では左を尊ぶので、左手は奥

の手といって大切にします。そのために、右手ほど用を足せなくなってしまったと考えられます）

左手は神聖なる手だからこそ大切にして俗世では右手を使う。同じく国文学者であり民俗学者としても高名であった折口信夫《しのぶ》も、《めづらしき君を見むとぞ左手の弓執る方の眉根掻きつれ》という『万葉集』（巻十二）で詠まれた左手について、こう解釈しています。《右手は、常に用ゐる手で、同時に穢《けが》れてもゐる。左は、神聖な手であり、殊に、最尊い神事の弓取る側の手と言ふ風に、重々しく表現してゐる》(24)と。

つまるところ「左」および「左手」は祝祭という「晴れ《ハレ》」としての非日常において、「右」および「右手」は「褻《ケ》」としての日常において、それぞれ主たるものであるのです。しかし、このように高名な国文学者が「左手」を神聖視すればするほど、かえって「右手」が主であることが顕在化したともいえます。彼らの主張により、穢れている日常の人間社会では、右手を用いることが強調されることになったのですから。

いっぽう比較的身近な神道の行事である初詣、七五三まいり、地鎮祭、豊作祈願などにおける神前では「左」および「左手」が重要視されます。身近な例を挙げますと、神官が大麻《おおぬさ》をはらうとき、左から右へ、そして左へと二回はらいますし、柏手《かしわで》を打つときに、右手を少し下にずらして行ないます。またお神輿《みこし》を担ぐときは穢れていない左肩に親棒や脇棒を乗せますが、いずれも「晴れ《ハレ》」の日の行為です。(25) ただし日本において穢れのひとつとされる「死」は、神事ではなく仏事が受け皿になることが多く、仏教の世界ではヒンドゥー教と同じく右手を「浄」、左手を「不浄」とする考え方があります。死者の装束は左衽《ひだりまえ》にして着せたり、地域によっては左手に箸を持って火葬後の骨あげをする習俗もあります。

【イスラム／ヒンドゥー教の教え――コーラン、イスラム法、ヴェーダなど】

イスラム教――清潔さを重要視する教義と左右の手

キリスト教やユダヤ教と同様、聖書に登場するアブラハムを信仰上の父祖とするイスラム教。キリスト教や仏教と並んで世界三大宗教と称されますが、信徒どうしの相互扶助を重んじ、(26) 世俗的とされる法律や生活規範とされる領域まで教義として包摂する点において、他の世界宗教とは一線を画しています。

その代表的な例として、食事と排泄という行為において使用する手が厳格に分けられていることが挙げられます。イスラム教の預言者ムハンマドの言行録『ハディース』に収められた「浄《きよ》めの書」によれば、便所で右手で性器に触れることや洗うことを禁じています[27]。現代でもイスラム圏のトイレでは、用を足した後に使用するハンドシャワーが備えつけてありますが、お尻そして男性器を水で洗う習慣そのものは、日本におけるシャワートイレの歴史よりも格段に古いのです。

「清潔さは信仰の半分である」――ムハンマドは信仰の正しさに清潔さを求め重要視しました。一日五回の礼拝、食事、排泄はもとより、性交後も全身を水で洗います。これほどまでに衛生管理が徹底されているからこそ――さらにイスラム教の文化圏では直接「手」で食べる作法が定着した国や地域も多いがゆえに――右手は食事、左手は排泄と使用する手を完全に使い分けたのでしょう。食事をするほうの手が「右手」と定められたのは、信仰する人の大多数が右利きだったことが理由として考えられます。

ただし現代においては食事を分ける場合などでは、右手のみならず左手を使って両手で摑《つか》むこともあるようです。

ちなみにイスラム教における最後の審判では、一人の人間に対して二人の天使が生前の行ないを帳簿に記録します。その帳簿を右手に渡された者は天国、左手に渡された人は地獄へ行くことになります。このコーラン第六九章「絶対」に書かれた審判にこそ、「右優位」の考え方が端的に表れています。

右は「幸福、正、浄、善」、左は「不幸、不正、不浄、悪」の象徴とする点では他の世界宗教と同様ですが、信仰上「清潔さ」を重要視するがゆえに、食事以外でも左手を使うと不作法とされることがあります。

たとえば、左手で何かを受け取ったり誰かにものを渡すことは不作法とされ、左手で指さすことも無礼となります。また年長者に対して左手を使うと敬意の欠如と受け取られてしまいます。(28)

ヒンドゥー教——父親の祖国・ネパールで経験した左利き女性の困惑

インドおよびネパールで信仰者の多いヒンドゥー教は、古代インドの各地にあった民間信仰がバラモン教や仏教と融合しながら成立した、多神教の民族宗教。一神教であるイスラム教やキリスト教のような体系化した教典を持たず、インドの信仰や文化、社会制度、倫理体系、さらには慣習などの総体を指します。輪廻《りんね》と解脱《げだつ》を根本思想とし独特なカーストによる身分制度が特徴として挙げられますが、ここでは生活習慣における左手について感慨深いエピソードを紹介しましょう。

まず、ヒンドゥー教の文化圏においては、食事をするときに使う手は「右手」、排泄の後始末をするときに使う手は「左手」と厳格に守られています。こうした「浄／不浄」の観念についてはイスラム教と共通しているため、食事において左利きが左手を使うと、たとえスプーンで食べても奇異の目で見られてしまうようです。そのために父親の祖国・ネパールで予期せぬ困惑を経験しつつも、文化の枠を超えて互いの立場を理解しあえた、一人の左利き女性（高校生）からいただいたエッセイより貴重な体験談をひいてみます。

「なぜスプーンを左手で持つの」

私は突然の言葉に驚いた。見上げると、祖母が私の方を困惑した目で見ていた。

私は、日本人の母とネパール人の父を持つハーフだ。数年前の夏休みに、私は家族でネパールの実家を訪れた。ネパールの家族と会うのは三回目で、私は彼らの顔をほぼ忘れていた。私は生まれも育ちも日本のため、ネパール語を全く話すことができない。そ

のため、彼らとはジェスチャーか簡易な英語だけで会話していた。また私はネパールの言葉や文化を知らないので、祖母は父に、

「娘にネパール語を教えるべきだ」

と言うこともあった。

ある日、私は第二の祖国でこんな出来事を体験した。それは母がネパールの家族に、日本のカレーを作ってあげた時のことだ。私は美味しそうなカレーをスプーンに乗せて口にした。すると祖母が、

「なぜスプーンを左手で持つの」

と言ったのだ。私は最初何が起きたのかわからなかった。ただ私は祖母の視線を手のあたりに感じた。その後、父は祖母にネパール語で何かを伝え、母は私に日本語で事情を話してくれた。

ネパールにはヒンドゥー教徒が、私の家族も含めて多く存在している。そしてヒンドゥー教の教えでは、左手は不浄なものであるという。だから、祖母は私が左手でスプーンを持っていることに対して疑問を抱いたのだ。これを私は母から聞いて、なぜか自分を責めるような気持ちになった。私は生まれつきの左利きである。日本では珍しがられ

ることもあったが、特に生活で困ることは無かったので、私は自分が左利きであることを気にしなかった。しかし、ネパールに来て初めて左利きは特別である、と気づいた。私自身についてではなく、左利きの人がいることを彼らは特別に、異様に感じているのだ。

後日、母が私に言った。

「左利きであることは悪い事じゃない。ただヒンドゥー教の教えに反しているだけ。だから気にする必要はないよ」

でも、気にせずにはいられなかった。私はヒンドゥー教、そしてネパールについて知ろうと思った。今まで何も知らなかった自分が、突然恥ずかしくなった。私の一つのルーツなのに、私は無関係だと思い続けてきたのだ。宗教、言語、文化の問題は人間が知らなければならないことだと人々は言う。それを私は改めて肌で感じた。私がヒンドゥー教やネパールに対して特別に思っていたことは、彼らが左利きであることを特別に思っているのと同じである。そして私達は互いに違いを分かち合うことで一つになるのだ。私は強く思った。

帰省の後半に、ネパールの親戚がカトマンズの実家に集まった。中には私のいとこであるソフィーとサラもいた。私は彼女たちと会えてとても嬉しかった。姉のサラは私に日本語を教えてほしい、と言い、ソフィーは流行りのダンスを一緒に踊ろう、と誘った。

私は言語、文化を超えての繋がりをその時感じた。彼女達だけでなく、ネパールの人々は皆明るく積極的で、日本から来た私達にも興味を持ってコミュニケーションを取ろうとしてくれる。また、彼らは熱心なヒンドゥー教であるため、教えを厳格に守ろうとする。

そんな中、私が左利きであったことは彼らの教えを冒涜する事実なのであったのだろうか。私はそうは思わない。なぜなら、ヒンドゥー教であるネパールの人々は異文化理解に協力的であるからだ。祖母も私が左利きであることを納得してくれた。私はこの出来事を通じて私とネパールの家族が異文化を理解し合い、共に交流している場を体験した。私達は違う場所では異なったものとみなされてしまうが、そこに「理解」が生まれることで新たな交流が生まれ、共生する道へ踏み出すのではないのだろうか。[29]

——M・O（仮名）

第二の祖国で思いもよらぬ左手への視線でしたが、お互いに意見を交してからは左利きへの理解が生まれ、ヒンドゥー教やネパールについて理解を深めていこうという意識が芽生えています。いっぽうで食事の場で左手を使うことはヒンドゥー教の文化圏においてタブー視されるものの、それもひとつの文化的多様性とも解釈できます。異文化理解には他者への「寛容性」が不可欠なれど、この貴重なエピソードを読むかぎり、左利きへの理解が進んでいくためには、やはり人と人との直接的なコミュニケーションが大切であるといえます。

以上はともあれ、ヒンドゥー教は穢れに対する意識が非常に強く、食事のとき左手で料理を口に入れると周囲から奇異の目で見られることは避けられません。ですが、そうした宗教的なタブーに屈せず左手でラージマ豆のカレーを食べるという女性のコメント(30)を、インドのインターネットメディアをとおして読むことができる現代。さらに「インディアン・レフト・ハンダー・クラブ」も設立されていて、インドにおける左手事情は少しずつ変貌の兆しが見られます。

【注釈】

(1) もともと旧約聖書はユダヤ教（ユダヤ民族）の教典をさし、生活体験や歴史をとおして信仰のあり方を説きます。内容は多岐にわたり歴史や思想、教訓、法律、さらには儀式なども含まれます。キリスト教においては離散したユダヤ人のためにギリシャ語で書かれたものを「第二正典」（旧約聖書続編）と称し、イエス自身も旧約聖書を「律法と預言者」と呼んでいます。
(2)「奇跡の右腕空から入京」読売新聞、一九四九年五月二十七日。奇跡の右腕は聖フランシスコ・ザビエル渡来四百年祭から五十年後の一九九九年にも再来日しています。
(3) 聖書のなかでも「詩篇」において神の右手が多く出現します（一八カ所）。
(4) 共同訳聖書実行委員会『新共同訳　聖書　旧約聖書続編つき』日本聖書協会、一九八八年、（旧）一一八ページ
(5) イエス・キリストの復活と昇天については新約聖書の「マルコによる福音書」（一六章一九〜二〇節）、「ルカによる福音書」（二四章一五〇〜一五三節）および「使徒言行録」（一章九〜一一節）に記されています。
(6) 前掲書、（旧）八四六ページ
(7)（6）に同じ
(8) 前掲書、（新）五一ページ
(9) 前掲書、（新）九ページ
(10)『礼記（中）』（新釈漢文大系28）明治書院、一九七七年、四五一ページ
(11)（10）に同じ
(12)『礼記（上）』（新釈漢文大系27）明治書院、一九七一年、三三〜三四ページ。箸は少なくとも三千年前に、祖先や神にお供えをする礼器として古代中国で誕生したとするのが定説です。また古代中国において、

箸は野菜の入っている肉の煮込みなどのおかずを食べるときに使うものとされ、米は手でつまむのが習わしでした。

(13) 山住正己、中江和恵編注『子育ての書　1』（東洋文庫285）平凡社、一九七六年、三五四〜三五五ページ（『小児必用養育草』が収められています）

(14) 麻生磯次、冨士昭雄訳注『決定版　対訳西鶴全集（14）　西鶴織留』明治書院、一九九三年、一九〇ページ（「時花笠の被物」が収められています）

(15) プラトン（森進一・池田美恵・加来彰俊訳）『法律（下）〔全二冊〕』岩波書店（岩波文庫）、一九九三年、三七〜三八ページ

(16) 川島次郎『新しい女子の礼法』弘道館、一九四九年、八二ページ

(17) 伊藤忠彦、一色八郎『子どもは手からかしこくなる——0歳からの頭脳開発』学習研究社、一九八〇年、一〇七〜一一一ページ

(18) 山根一郎「中世ヨーロッパ作法書の作法学的分析1——カトーからリヴァまで——」『椙山女学園大学研究論集第39号（人文科学篇）』二〇〇八年、六三ページ

(19) 前掲論文、六四ページ

(20) 盤古《ばんこ》という神の死がきっかけで盤古自身がさまざまなものに変わり、左の目が太陽、右の目が月になったという、日本の創世神話と似た天地創造神話が中国にもあります。

(21) 米粒ひとつさえ大事にし、食事作法が厳しく言われたのも、生命の象徴たる太陽から受けた恩恵への感謝を態度で示すといった一面があります。

(22) 蜂屋邦夫訳注『老子』岩波書店（ワイド版岩波文庫）、二〇一二年、一四六〜一四七ページ

（23）木村正辞「左尊く右卑しの説」『東京學士會院雜誌』第十三編第五号、一八九一（明治二十四）年、二二八ページ
（24）折口信夫「口譯萬葉集」『折口信夫全集　新訂版　第十三巻　國文學篇7』中央公論社、一九六六年、三二五ページ
（25）日本の宗教文化にかんする左手、左足、左肩の習俗については松永和人『左手のシンボリズム』（九州大学出版会、一九九五年）で詳しく紹介・解説されています。
（26）収入や利益の一部を困窮者に施す喜捨（ザカート）の割合も、厳格にイスラム法として定められています。
（27）岡倉徹志『イスラム世界のこれが常識――政治・宗教・民族55の鍵』ＰＨＰ研究所、一九九四年、八三～八五ページ
（28）「The Myth Of The Left-Handed Ones（左利きの神話）」『The Guardian』（Nigeria）、二〇二一年四月十一日公開
https://guardian.ng/life/the-myth-of-the-left-handed-ones/
ナイジェリアでは約五〇パーセントがイスラム教徒で、残りは土着信仰とキリスト教徒となっています。
（29）プライバシーの関係で登場人物を含め仮名に改めています。
（30）「The highs and lows of being a Left-Hander（左利きであることの浮き沈み）」『Vibes of India（Ｖｏ！）』二〇二一年八月十三日公開
https://www.vibesofindia.com/the-highs-and-lows-of-being-a-left-hander/

第三章

日本における左利きの歴史

【過去に葬られた「ぎっちょ」の意味するところ】

「ぎっちょ」――コトバの意味を知らなくても濁点をまとったこの言葉はネガティブなイメージを連想しますが、じつは言い換え語として「左利き」が記載されている放送禁止用語。いつ頃から目に口に耳にするようになったのか知る由《よし》もありませんが、なんと十七世紀初頭にイエズス会宣教師らが編纂した『日葡辞書《にっぽじしょ》』(1)に収録されていたことは特筆に値します。そこには《Fidariguicchŏ ヒダリギッチャウ》と記載され、「左利きや左利きの人」をさす「卑語」との説明があります。

現代において卑語とは下品あるいは卑猥《ひわい》なコトバを意味しますが、もともとは俗っぽいコトバを意味し、多くは人を揶揄《からか》うときに使われました。そのため左利きにとっては時代を超えたありがたくない表現ともいえますが、だからこそ語源を探り真相に迫ってみましょう。

まず有力視されている「ひだりぎっちょ」の語源を二説挙げてみますと――

①左手が器用に使えることを意味する「左器用」が、「ひだりきっちょう」となり、さらに

「ひだりぎっちょう」と転じ、ついには「ひだりぎっちょ」と呼ぶようになった。
②作家であり考証家でもあった幸田露伴《こうだろはん》いわく、「不器用」を「ブキッチョ」というのと同じように、「左《ヒダリ》器《キ》用《ヨウ》」もまた「ヒダリギッチョ」と呼ぶようになった。[2]

語源を知れば知るほどに、卑語としてコペルニクス的転回が巻き起こる「ひだりぎっちょ」。「ひだり」が落ちて「ぎっちょ」と称したところで「器用」を意味することに変わりはありません。そんな器用な左利きの姿が読み取れることわざのひとつとして、島根県石見《いわみ》地方の「左ぎっちょに鎌を見せるな」が挙げられます。[3] 右利きからの嫉妬《しっと》すら感じる表現ですが、左利きが草を刈るとすばやく能率がよいという肯定的な意味合いがあったと伝えられています。

右利きよりも左右の手を駆使して効率よく作業をこなしていたからこそ、ことわざとして伝承された左利き。ところが、左手で右利き用の鎌を使うのはかなり難しく、うまく草が刈れず周囲から足手まといにされたという苦労話は跡を絶ちません。むしろ集団行動のなかで調和を乱す元凶とみなされることが少なくなかった左利き。まさに「ぎっちょ」に「器用」ではなく「不器用」のニュアンスが込められるようになったときから、本来の語源を離れた卑語として否定的な意味合いを持ちはじめたのでしょう。

そんな「ひだりぎっちょ」が、歴史のなかでどう受け止められてきたのか？　ここからは左利きをめぐる今昔事情を紙幅の許す限りひもといてみます。

【奥ゆかしい女性の左手――平安時代】

日本の文献に記された左利きと目《もく》される最古の人物を探すと、その姿は平安時代の宮中にありました。しかも天照大神や卑弥呼と同じく「女性」。名は斎宮女御《さいぐうのにょうご》徽子女王《きしじょおう》。三十六歌仙のひとりとして、当時の女性心理を和歌に吹き込むだけでなく、琴の名手としても名を馳《は》せていました。そんな才女の秘事《ひめごと》を捉えた周囲の視線が、平安時代末期に書かれた日本最古の書論であり雅楽の秘伝書でもある『夜鶴庭訓抄《やかくていきんしょう》』で綴られています。

《斎宮女御は左がちにおはしましけるとかや。右をもつかはせ給へども。内々にては左を好みてつかはせたまひけり。それは右の御手の爪をおしみて。もし物にさはりもぞするとて。つねは左をつかはせ給ひけるが。やがて御くせにのちにはなりて候けるとかや

ぞ申傳へたる[4]》

あらためて現代語に訳せば「斎宮女御は左利きでおありだったのでしょうか。右手もお使いになられるものの、なにかにつけ、こっそり好んで左手を使われた。お琴を弾くのに大事な右手の爪を気づかい、日ごろは好んで左手をお使いになられたため、とうとう、それが癖になったと伝えられている」。

この一文では斎宮女御が生まれつき左利きだったかどうかを断定することはできませんし、文面どおり解釈すれば右手の爪を気づかっての「左がち」だったのかもしれません。ですが、確かなことは、人の見えないところで常に左手を巧みに使いこなしていたことです。斎宮女御にとっての「左手」とは、まさに「奥の手」であったことを垣間見ることができます。

【階級（階層）によって温度差のあった左利き？――江戸時代】

「雑俳」からわかる庶民の姿

日本の江戸期は約二百年間もの長きにわたる鎖国を行ないましたが、中期から幕末にかけて全国津々浦々に寺子屋が普及し、世界に類を見ない識字率の高い社会と独自の文化を醸成しました。他の国々では近代的な教育制度が確立するまで、識字率の低さから庶民目線で記した文献はあまり残されていないのですが、日本では近世における庶民の姿について、古川柳や雑俳《ざつぱい》(5)をとおして垣間見ることができます。また江戸期は身分が固定されていたため、生活様式、ひいては左利きに対する視点は、現代よりバラエティに富んでいたことも想像できます。

まずは武家を除いた町人や農民の左利きを確認すべく雑俳をひもといてみますと、思いのほか、左手で箸を持つことに対する周囲の目が詠まれていることに驚きを隠せません。ひとつめは――

取直せ美女よ不足の左箸　　『広原海《わたつうみ》』一七〇三（元禄十六）年

女性の年齢は定かでないものの、美女が左手で箸を持つことは、「あばたもえくぼ」どころか「あばた」以外のなにものでもない。まさに断罪とも受け取れる厳しい句です。「箸が転んでもおかしい年頃」でも、左利きというだけで「箸の倒れたにも驚く」女性の姿は想像に難くありません。

次に花嫁をとりまく周囲の目を詠んだ一句をひいてみます――

忘れてはまた花嫁のひだり箸　　『千代見草』一六九二（元禄五）年

当時にあっても、幼い左利きに右手で箸を持たせたことが原因で心身に弊害が起こったため、左手で箸を持つことを許した親がいたことでしょう。その寛容性が嫁《とつ》いだ先の家族にもあったか否かはさておき、かつて結婚とは現代以上に「家と家との婚姻関係」を意味していました。故郷の両親を思えば思うほどに、「この嫁は躾がなってない」と小声で姑《しゅうとめ》になじられたくないけれど、どうしても右手では思うように箸が使えない。そんな左利き花嫁の切ない姿が言葉の隙間から浮かんできます。

左利きを咎《とが》められがちな女性の姿を詠んだ二句を紹介しましたが、ここで左利き男性を詠んだ句に目を移してみますと――

いっそよい職人の子は左箸　『三国力こぶ』一八一九（文政二）年

左利き男児の親あるいは職人の家の様子を見た作者の脳裏には、伝説の名工・左甚五郎の存在が過《よ》ぎったことでしょう。職人にとって最大の武器は、手先の器用さ。右手も日常生活で使う機会が多いため、非利き手についても右利きよりも器用に使える。だからこそ腕が立てば「左利きは器用」と称賛され、「ひだりぎっちょ」と呼ばれても卑語としてのニュアンスを感じなかったことでしょう。

文学作品においても井原西鶴作『好色盛衰記』の「一生栄花大臣」という編で、(6)大坂・堺の遊里で食をもてなす左利きの料理番が描かれています。堺といえば六百年の伝統を誇る和包丁の本場ですし、腕のたつ左利き料理人向けに研がれた究極の包丁の存在は想像に難くありません。子どもが左手で箸を持つことは戒めていた西鶴ですが、いっぽうで腕のたつ料理人として左利きを描いていたことから、江戸時代において、それ相応に左利きが存在していたことでしょう。

武士はなぜ左側通行と決められたのか

さて、江戸の町人文化においては存在を確認できる左利きなれど、文献をひもといても確たる証拠が把握しにくい存在は、武士です。最古の左利き武士と称される戦国時代の武将・松永久秀や新撰組の斎藤一《はじめ》などが話題にされるものの、往時の利き手について確たる証拠に欠けます。

左利きの武士についての史料発掘には困難を極めますが、歴史小説家の郡順史《こおりじゅんし》が書いた「左利き」という作品の執筆には興味深いエピソードがあります。左利きだと家督が継げないゆえ、自身で苦労して利き手を矯正した蜂須賀藩の下級武士の随筆を読み、感銘を受け創作を交えて書いたというのです。ただ残念なことに、くだんの随筆が収められた書籍を逸してしまったとのこと。今もなお探してはいるものの見つかっていませんが、存命中に交わした書簡のなかで、郡は蜂須賀藩士の苦悩への共感と自身の執筆動機について次のように綴っていました。

《武家社会の非人間的一面でしょうが、そうした過酷なワクの中に一所懸命に生きた、その心が好きで、好んで下級武士をあつかってきたわけです(7)》

どのような立場の武士であれ、鞘《さや》と鞘が当たる最大の無礼を回避するため歩行時は左側通行とされていたのは、左腰に刀を差すほうが扱いやすい右利き基準だからでした。左利き流の作法だったならば右腰に差すほうが刀を抜きやすいものの、最大の無礼を考えると幼少時から右利き流を徹底されたと考えられます。礼儀作法についても町人と比べ厳しく心身に叩き込まれていたため、箸や筆についても左手はご法度であったことが容易に想像できます。

【富国強兵のための「左手教練説」――明治時代】

帝国大学総長の「両手利きのすすめ」

人間は、人間自身の手で、人種そのものを変えることは可能なのか――そんな考えにもとづく「人種改造論」ないし「人種改良論」が大真面目に議論されるほど、喫緊《きっきん》の課題として国家の未来を担う人材づくりを模索していた、明治維新後の日本。ただ当時の議論は、社会的に優れた者同士が子孫を残せば明るい未来が開けるという優生思想に基づくものでした。

欧米の先進国との間に立ちはだかっていた近代化の壁を克服し、対等でありたい。そのために先進国の教育や社会制度を導入するだけでなく、肉体的にも精神的にも国民を改良しなければならない。ならば優秀な人種の血が混じれば良い――といわんばかりに、欧米人との混血を促進すべきといった主張まで散見されます。

こうした議論が渦巻くなか、教育勅語が発布され帝国議会が開会した一八九〇（明治二十三）年のこと。帝国大学（現在の東京大学）総長に就任し貴族院議員にも勅撰された加藤弘之が、「左きき」なる演題で独自の教育案を提案しています(8)。加藤みずからが「左手教練説」と命名し世界に比類ないと豪語した教育案は、いうまでもなく日本の将来を見据えたものでした。とかく権威主義的な色彩を帯びた御用学者として紹介されることの多い加藤ですが、かつては幕臣として西欧の立憲政治にいち早く注目していただけでなく、「進化」という訳語の生みの親でもあったのです。

一時代の新思潮を常に最先端でキャッチしてきた人物だけに、「左手教練説」を展開する加藤の脳裏には、御用学者というよりも世間の常識をくつがえそうとする、未来的な人間像への理想が満ちあふれていたことでしょう。みずから生みだした訳語でもある「進化」的な考えのもと、まず人類の右利きを「生まれつき」や「習慣によるもの」と断定すべきではないと主張し、目や耳と同様に左右の手が一致協働するよう教育を施すことが理想であると説きます。

この講演からさかのぼること一世紀前、ジャン・ジャック・ルソーが教育小説『エミール』のなかで《一方の手ばかり出させるようにしてはいけない。一方の手ばかりつかわせてはいけない》(9)と主張しています。習慣の影響を受けなければ、両手利きこそ人間本来の自然の姿であるといわんばかりに。

話を戻します。実現した暁《あかつき》には日本の将来はもとより地球規模での利益をもたらすに違いない。また左右の手が器用にこなせれば疲労も減る……。「左手教練説」のめざす未来の人間像とは「両手利き」に他なりませんが、加藤の考える教育の具体例は次の三つでした。

一、成長の早い段階から左手と右手が同じように使えるよう、親に注意深く見守らせる。

二、小学校においては左利きの教員を選任し、毎日二、三十分ずつでも左手による書き方や図画などを指導させる。

三、左刃の小刀を児童に与え工作に取り組ませる。

こうした教育案を編み出すにあたっては、右手を使いこなせるよう自助努力し両手利き傾向が高い左利きの現実が参考にされています。また日本の大学で教鞭《きょうべん》を執ったお雇い教師エドワード・モース（第五章参照）が、左右の手を使って器用に絵を描いて説明していた姿にも触れています。つまり「左手教練説」とは、右利き優位の社会における左利きの右手づかいにヒントを得た、右利き向けの教育案だったのです。

江戸時代の生活環境とは打って変わり、手にする道具や機器だけでなく学校教育においても、利き手の左右が問われる機会が激増した近代。だからこそ、加藤は参列した識者のみならず、講演を掲載した『天則』や当時の有力誌『太陽』[10]においても広く意見を求めました。

「左手教練説」への反論

発案者が日本の教育界における最高権力者であったことから、当時の知識人の多くが「左手教練説」について耳目に触れていたことでしょう。印刷物という限られたメディアしかなかった時代ゆえ現代人の予想を上回る反響があったのではと思いつつ、当時の反応を可能限り収集してみたものの、反応は冷ややかで「なぜ人間は右利きになるのか」という議論ばかり。主だった面々としては、東北帝国大学学長時代に国立大学として初の女性学生入学を許可した澤柳政太郎《まさたろう》の他、日本における生理学の礎を築き帝国大学医科大学長を歴任した大澤謙二の名がありました。

なかでも大澤謙二は東京医学会例会において、なんと加藤弘之を目の前にして「左手教練説」への反論を展開しました。一九〇〇（明治三十三）年五月十三日、東京学士会院第二二一回例会での講演(11)は、まさに科学的知見が一要人の信念を打ちのめすものだったのです。

右利きが大多数を占める理由にかんする諸研究の紹介をしつつ、大澤は「右利きのみならず左利きも天性のひとつ」と捉え矯正そのものにも懐疑的でした。「いくら親や左利き本人が矯正しようと努力しても、それは人間の天性をうわべだけ変えたにすぎない」と、左利きを擁護する発言まで残しています。また手のはたらきをコントロールする大脳の機能には左右差があるため、人間の天性に逆らう両手利き教育は本来の利き手のはたらきを妨げてしまうと警鐘を鳴らしました。

この講演を境にして、「左手教練説」は議論の場からいったん退く運命となったものの、二十世紀初頭のイギリスでは「両手利きの文化および直立文字の協会」が設立されています。つまり「両手利き」とは、最も左利きの割合が低かったと目される時代に一世を風靡した未来の人間像だったといえます。

さて、気になる明治期の左利きの実像ですが、新聞紙上で人気のあった川柳選で散見される程度であり、しかも江戸期のようなペーソスを交えたユーモアを見ることができません。そんな明治を幼少期に過ごした、ひとりの弁護士が当時の思い出を赤裸々に語っていました。貴重な回顧録なのでひいておきます。

《わたくしが、みずから左ぎっちょで、一種の片輪者《（ママ）》だと意識しだしたのは、小学校へ行き出してからではなかろうか。（中略）当時は、明治末年であった。他の学友から、左ぎっちょ、左ぎっちょとはやしたてられる。それは、あたかも片輪者のごとくである。

わたくしは、左ぎっちょを恥じて、できるだけ左手を使わず、人前ではもっぱら右手を使うように努力した[12]》

【お悩み相談の筆頭格だった左利きの苦難——大正〜戦前まで】

利き手矯正の体験者からのアドバイス

時代の世相を色濃く反映する人間の悩みごと。その解決に携《たずさ》わる存在としての人工知能を危惧する向きがあるなか、今もなお、新聞や雑誌、テレビやラジオといった既存のメディアで人々からの関心が高い「お悩み相談」。日本で最初のお悩み相談といわれ一九〇六（明治三十九）年に都新聞（現在の東京新聞）で連載がはじまった「相談の相談」では、長身に悩む青年や豊かな肉体ゆえ大陸風の身体だと悩む少女といった、現代の感覚では悩みどころかチャームポイントともいえる特徴の投書が少なくありません。

ならば左利きの悩みとはいかなるものであったのか？　数々のお悩み相談記事をひたすら追い求めてみたところ、一九一四（大正三）年に讀賣新聞紙上で掲載がはじまった「身の上相談」で、開始から程なくして「その子の同情者」という読者から相談が寄せられていたのです。投稿主は「不幸にも」と但し書きを添えた、七歳になる左利きの女の子に同情しているという親戚。時代の世相を反映した左利き観を見出すべく、母親がいくら言っても聞かなかったとの嘆きに対する回答を、少々長くなりますが原文のままでひいてみます。

《私も生來《うまれつき》左利《ひだりき》でした。両親《ふたおや》は非常に心配して、成《な》る可《べ》く人の前で御飯を食べさせたり、仕事をさせたりして、左利の恥かしさを感じるやうに仕向けられました。小學校へ通學するやうになって皆と一所にお弁当を食べたり、又字を書いたりするので、自分でも非常に苦心して右で練習を始め、半年を経ぬ内にすっかり右利になりました。それ故折を見て、他人か先生によく云《い》ひ聞けて戴《いただ》き、側の人は餘《あま》り口で八ケ間敷《やかまし》く云はずに、成る可く右を使はせるやうに仕向けたら、必ず癒《なお》りますと思います[13]》

仲間や地域、そして社会で将来的に異端扱いされぬよう、人生の早い段階で羞恥心を知ったおかげで左利きを矯正できた。みずからの経験を踏まえた記者の回答とは、まさに「他人の目線」があってこその助言でした。ただ、このような不安の感情に基づいた利き手の矯正は、いつの時代でも失敗を招く可能性が生じることは想像に難くありません。

二十世紀に入ると、利き手発生のメカニズムを解く鍵だけでなく、矯正がもたらす弊害についても語られはじめます。なかでも一九一七（大正六）年に心理学研究会出版部から刊行された『左利と右利』は、著者である富田精が京都帝国大学在学中にまとめた一冊ですが、利き手にかんする研究や知見が集約された日本で最初の文献です。現代にもつうじる進歩的な見解を二十世紀初頭に展開していたことは、特筆に値します。

たとえば、左利きを否定的に考えることは学問としてなんら価値のない臆説であり、左利きに矯正を強いると大脳半球の理想的な機能分化を犠牲にし「悪しき弊害」をともなうと警告しています。また両手利きへの変更も同じ結果をもたらすと指摘しました。

ただし左利き蔑視の風潮が強かった時代ゆえ、現実を鑑みつつ「幼少かつ左利き度合いが低ければ右利きに矯正することができ将来のために有益かもしれない」と譲歩している面もあります。ただし富田はこう忠告しています。

《之れに反してこの素因強きものにありては、彼等の遺傳的活動の傾向を改めんとするも徒勞なるのみならず健全な發達を妨ぐるものである。著者は些細な理由から無理に左利を矯正せんと企て然かも悉く失敗に終つた幾つかの實例を知つてゐる(14)》

左利きの度合いが高いと遺伝的傾向を矯正しようとしても無駄な骨折りであるだけでなく、健全な発達さえも妨げてしまう。ささやかな理由から無理やり左利きを矯正しようと試みたものの、ことごとく失敗に終わった実例を知っている――肝心の失敗例は紹介されていなかったものの、時代を先取りする懸念であることはいうまでもありません。

左利きにかんするユニークな新聞記事

少し視点を変えて、二十世紀上半期に語られた左利き像に迫るべく、当時の新聞記事を紹介します。

まずは「偉人は身体の左半身が発達する」という珍説ともいうべき天才論。当時の原敬内閣総理大臣の左半身を拡大した変形写真（写真3―1）とともに紹介されています(15)。ただし左半身が発達していても才能に恵まれない人は世間で「左利《ひだりきき》の鈍臭《どんくさ》」といわれ、このような人間が存在するがゆえに左利きを擯斥《ひんせき》する悪い傾向が生まれたと記事は結んでいますが。

次は「恥かしい左利きは之から失くなる?」という、左利きの早期発見と矯正のすすめ。記事によればアメリカでX線を使って胎児の利き手が確かめられたことを受け、新聞社内診察所の医師が次のような助言をしています。《母親達も早くそこに注意して、左利きの場合

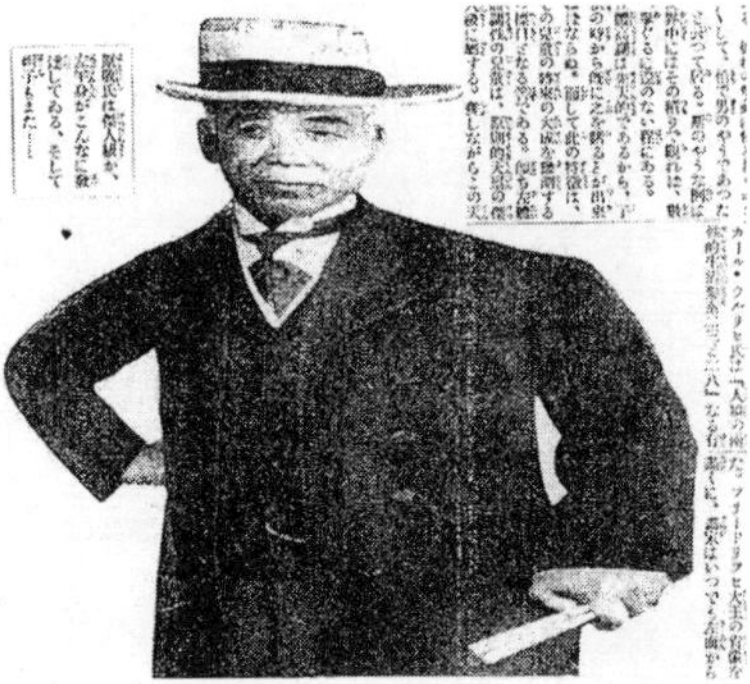

写真3-1　フリースの偉人論とともに掲載された原敬の変型写真

出典：大阪毎日新聞1920年7月25日朝刊5面、撮影者不明

なら餘計《よけい》に運動させる様にして右側の發育をうながし恰好の悪い左利きを矯正する事が出来るといふものです[16]》。

いっぽうで左利きを擁護する記事も見られ、たとえば「恥ぢるな威張れ！」と小学校教師が左利き児童に送ったエールが掲載されています[17]。記事によれば、遺伝子的に根強いだけでなく意外にも社交的とのことですが、異端分子とみなされた存在を左利きに喩《たと》えた「新語　ギッチョ[18]」こそ、戦争への意識の高まりと画一的な人間像を求める時代の趨勢を感じさせる記事です。その核心を衝《つ》く一節をひいてみます。

《共産黨ナイシ左傾的分子を呼ぶ別名「まア。あの娘さんがギッチョだなんてねェ。どなたが見たつてさうは見えませんわねェ（ママ）。お氣の毒ナ」などと用ふ。ギッチョは勿論「ヒダリ・ギッチョ」の略。生れつかぬカタワとあつて見れば成程「お氣の毒」に相違

なし。飲酒家をギッチョと呼ぶとあるもその用法古く、時と場合によつて判断するの他なし》（原文のまま）

利き手矯正への警鐘

二十世紀上半期における左利き像に触れたところで、当時の左利き児に対する育児の知見についてひもときます。

一人目は現代的な子ども本位の育児書と称される『育児の心得』（一九二三〔大正十二〕年）の著者で、大阪で児童相談所の設立に尽力し治療教育（障がい児教育）に生涯をささげた三《さん》田谷《だや》啓《ひらく》。左利きについても数多くのコメントを残していますが、そのなかからある週刊誌の育児相談に掲載された娘の左利きに悩む母親へのアドバイスをひいてみます。

《學校へ行くやうになつて、自分から右手を用《もち》ひやうと努力するやうになると、自然右手が使へるやうになります。今にはかに頭ごなしに教へずに、靜に右を使ふやうに暗示的に教へられるのも一法です(19)》（原文のまま）

この相談は幼児期の疾病として取り上げられていましたが、育児の現場における苦悩と数多く接した三田谷の発言は、一時代の社会生活を色濃く反映したものだといえます。社会的弱者に理解ある人であっても、時代の空気には抗《あらが》えない一面が垣間見えます。

二人目は日本における心理学の基礎を築いた松本亦太郎《またたろう》。「新しい時代を開拓するには父母への再教育が必要」というポリシーのもと、日本両親再教育協会なる団体の会長となり、昭和の黎明期に同協会編の『子供研究講座』の刊行に尽力します。その第二巻には「右利き左利き」という項目があり、そのなかで「左利きは間違ったことではなく右手を使わせねばならないと考えるのは大いなる誤り」と、親に対して利き手矯正への警鐘を鳴らしています。また左利きの子にはある程度まで右手を使わせてもよいとしつつも、矯正がもたらす弊害について松本はこう説いています。

《左利きの兒子《じし》を强制的に右利きにしようとすると、往々言語の發達を遲延せしめ、或《あるひ》は吃《ども》つたり、くごもつたりするやうな障碍《しやうがい》を生ずる事がある》[20]（原文のまま）

近代的な衛生知識で左利きの子どもの成長を捉えようという意識が、一世紀前の日本において芽生えていた証左といえます。ただし、一部知識人にとっての正論は、現実社会に生きる人間にとっては理想と受け取られることが多いのも事実です。右利き優位の社会で生きる左利きについては、長い人類史において集団として反旗をひるがえす存在でもなかっただけに、なおさらです。

【非国民扱いされた左利き――戦時中】

左利きにとっての暗黒時代はいつかを問えば、やはり戦時中ということになります。言論だけでなく集団行動においても厳格な上意下達をベースとした統制が敷かれるなか、左利きは咎められる筆頭格的な存在でした。武器を右手で扱うことを強制され、当時を振り返る人びとの回顧談をひもとけば、「非国民扱いされた」「教練では（左手を使うのは）手榴弾《しゅりゅうだん》を投げるときだけしか許されなかった」「草刈りや稲刈りのとき左手で鎌を持つと邪魔だと言われた」といった苦労談ばかり。

ですが皮肉なことに、海外で話題にされることが多い左利きの日本人といえば、内閣総理大臣および陸軍大臣として太平洋戦争開戦に踏み切った東條英機でした。筆記具や箸は右手で持っていたものの、スポーツや力仕事をするときは左利きであったと伝えられています。そんな東條にまつわるエピソードとして有名なものに、敗戦後のピストル自殺があります。「右手で撃つ弾道とは違う角度から弾が撃たれていたため、心臓に命中せず未遂に終わった」とする夫人の談話が残されているものの、GHQクラウス少佐の報告書によれば、事件当時、右手で銃を持っていたことが判明しています[21]。

やはり戦争指導者として自身の左利きを封じ、武器は右手で持つものと徹底していたことでしょう。《君子居則貴左、用兵則貴右（君子は居らば則ち左を貴《たっと》び、兵を用いば則ち右を貴ぶ[22]）》という老子の洞察こそ言い得て妙、と膝をたたきたくもなります。

とかく戦争において避けては通れない負傷は「名誉の戦傷」として美談にされるもの。なかでも大戦時の新聞各紙で多く取り上げられたのは、右手の自由を失った元兵士の話題です。「左利きを生きざるを得ない」人たちの心情たるやいかなるものなのか。『左手の書――音楽伍長の手記』と題された元兵士の手記のなかに、こんな一文がありました。

《昨日生れて初めて左手の手紙を書いた。今はいくらか慣れてゐる。どうだ、うまいだ

ろう、必ずすらすら書けるやうになるよ。萬事この調子で行かう。ヘレンケラーのやうな人さへゐる[23]》

「名誉の戦傷」というには程遠い、悲哀に満ちた戦傷者の現実が綴られています。ストレスの多い現代においても脳卒中などで右手の自由を失うことが多く、後天的に左利きを生きる人は少なくありません。だからこそ、左手への配慮は左利きだけの関心事であってはならないのです。

【左利きの人権宣言――戦後〜左利き友の会の栄枯盛衰まで】

『育児の百科』著者の公開質問状

長い人類の歴史を俯瞰したとき、国や文化圏によって左利きの割合、ひいては左利きを矯正する考え方に温度差が大きく生じた第二次世界大戦後の世界。特に西洋文化圏においては左手で文字を書く割合は高くなるいっぽうで、日本では、戦後もしばらく左利きの矯正を

「是」とする風潮がまかり通っていました。

さらには問題児として扱われることもあった左利き。一九六〇年代に心理学者が分析した左利き児童にみられる特徴とは――


《左利き児は、一般児にくらべて、わがままで、友人が少なく、内気な傾向があり、左利き児に、若干の問題点が認められる。（中略）早期の矯正によって、心理的に問題を生じなければ、右手利きまたは両手利きは、現代社会では便利であることは確かである[24]》

また当時の小学校教師によるコメントも、左利き児童にとって冷や水を浴びせられるようなものが少なくありません。たとえば《なんと言っても入学前に鉛筆だけでも右手で持てる子供にして入学させて貰いたいのが世の教師の常でありましょう。（中略）左手で文字を書く子供は概して成績がよくないということはいい得るのではないでしょうか[25]》と、教室での左利きは多くの教師にとって例外的存在であることを代弁しています。

そんな「文字は右手で書くもの」という固定観念が定着していた一九六七年秋、かつての文部省に設置されていた教育課程審議会が、小学校での必須科目に書写を加えるとの答申を下しました。この決定に反旗をひるがえし、教職員組合あてに公開質問状を差し出した左利き擁護論者がいました。小児科医として評論家として健筆を振るわれただけでなく、かの『育児の百科』（岩波書店）[26]の著者でもあった松田道雄です。

一九六九年六月十日付けの毎日新聞紙上で公開された質問状を要約すると、おおよそ以下のとおり。《右手が書くように矯正することは左利きの子どもの基本的人権を犯す行為であるのに、学校では左手で書くことを認めません。これまで左利きの人に小学校での書道について尋ねてみても嫌だったという返事ばかりだったのに、教職員組合は右手で書くように矯正される方針ですか。そうでなければ左手で書くための筆順本を、左利きを集めて早く作ってくださるよう希望します[27]》。

まさしく教師自身の職業的良心に訴えかけた左利き擁護論者の良心でした。この公開質問状への反響は教職員組合の当事者を含めすさまじく、いかに切実な問題であったかが窺《うかが》えます。そして日本の昭和四十年代は左利きをめぐる大きな転換期でもありました。

「左利き友の会」の設立

松田道雄の公開質問状が提出される三年前のこと。とある精神科のカウンセリングルームに、激しいチック症状に陥った小学五年生の少女が母親に付き添われてやってきました。驚くべきことに、左手の動きを封じて矯正すべく、少女の手にはテープがぐるぐると巻き付けてあったのです。

この哀《あわ》れな少女の診察にあたった医師は、のちに「左利き友の会」を創設する箱崎総一。なんとも解《げ》せない母親の「躾」に対し、アメリカでの留学経験を踏まえ、こう諭しました。《大いばりで左利きの生活をさせなさいよ。左利きを矯正するなんて話聞いたことがない。米国では左利き用の小切手帳までちゃんとある。矯正の弊害は五十年も前からわかっているんですよ》(28)と。このカウンセリングが功を奏し少女からチック症状が消えたものの、我が子の左利きを案じて相談にくる親子は跡を絶たなかったようです。

それもそのはず。当時の育児相談に携わる御意見番の多くは、左利きに右手づかいを積極的に推奨していたからです。そんな左利き蔑視の風潮のなか、左利きの子どもたちの実情を肌身に感じていた箱崎は、一九六八年に「〝左利き〟の革命」を掲げた『左利きの世界』(読売新聞社）を書きあげ、さらには一九七一年に「左利き友の会(29)」を創設するにいたります。活動中は事務局長として会の中心的存在であるだけでなく、みずから「左利き筆法」（第六章参照）を考案し教本まで出版しました。

ちなみに、この「左利き友の会」に集った面々は、左利きで辛い思いをした人々だけではありませんでした。左利きの子どもの未来を案じる母親たち、そして不慮の事故や病気で右手の自由を失った人々も会員として名を連ねていたのです。その数、最盛期には約一二〇〇人。

左手の、左手による、左手のための権利獲得をめざし思いをひとつにした「左利き友の会」のスローガンは、「左利き党宣言」と命名されています。左にある六カ条をゆっくり咀《そ》嚼《しゃく》しつつ一読されたし――

一、右利きが優遇されている右手偏重の社会を改善しよう。
一、左利きの無理な矯正をやめよう。
一、左利きのための道具を安く作ろう。
一、左利きは異常でないという考え方を普及しよう。

一、左利きであるための劣等感を消し去るための精神衛生を普及しよう。
一、左利きの人権宣言をしよう。

左利きはつらいよ!

会員向け『左利きニュース』の発行、デパートなどへの左利き用品コーナー設置推進、左利きを矯正しようとする教師への異議申し立て、左利き書道教本の刊行……。さらには「母の会」や「習字の正課に反対する署名運動」まで派生した「左利き友の会」の活動。その姿を国内メディアだけでなく、アメリカのニュース雑誌『ＴＩＭＥ』も取り上げました。

すべては左利きの矯正および矯正による弊害から左利きを解放するために! その理由を精神科医として臨床経験豊富な箱崎がこう述べています。

《〝左利き〟の無理な矯正を受けている子供たちを精神科医の立場からみてみると、程度の差こそあれ、いずれのケースにおいても軽度の小児神経症の症状が現われている。たとえばイライラするようになったり、注意の集中がうまくできないようになったり、反抗的になったりする。中には学業がいちじるしく低下したり、性格的にひねくれたり、登校拒否を示すような場合もある。〝左利き〟の矯正にともなって、どもり《ママ》が起こってきたり、夜尿症になったりすることもある。こうしたすべての症状は全部、小児神経症において認められるものである。自分では気付かないかも知れないが、矯正の影響が後遺症になって、左利きのおとなの人たちも一般的に神経質な性格の方が目立つようである[30]》

ひもとけば当時の様子が生き生きと浮かび上がる『左利きニュース』への投書も、おおよそ箱崎の懸念そのものといえる会員の悲痛な叫びに満ちていました。《僕は書道が大嫌いです。そういうことで国語の点数も落ちてしまいます》という、右手で書くことを強いられた男子中学生[31]。《幼稚園の時、箸や鉛筆を右手に持つように矯正されたのですが、私が方向オンチで少しども《ママ》るのは、そのせいだと前から信じ、幼稚園の先生をうらんでいます》という、木崎浩一なる主人公が登場するSF小説『鏡の国のアリス』の著者・広瀬正[32]。《ニュースを送ってくれるとき、左利き友の会の印刷された封筒は、絶対に使わないで》と釘をさす、周囲に自身の左利きを知られたくないOL[33]……。紹介しだすと枚挙にいとまがないほど、日本の昭和四十年代は、まだまだ左利きにとって受難の時代であったといえます。

「左利き友の会」の夕暮れ

悩める子羊ともいうべき左利きにとって希望の光となりつつあった「左利き友の会」でしたが、やがて終焉のときが訪れます。その原因のひとつが、月一〇〇〇円の会費で『左利きニュース』が送られてくるにもかかわらず、滞納する会員が増えたことによる財政難。その結果として積み上がった二〇〇万円近くにのぼる累積赤字。さらには《一度左利きに自信を持つと運動を卒業してしまう[34]》という会員離れも加速した結果、一九七五年八月、ついに「左利き友の会」は四年半の活動に終止符を打ちました。

こうして足早に活動の軌跡を追ってみると「道なかば」という感が否めないものの、世紀をまたいで「左利き友の会」から学ぶべきことは多々あります。そのなかのひとつとして、創設者である箱崎を含め右利きの会員の活躍が挙げられます。左利きがよりよく生きていくうえで、多くの右利きから理解が得られることほど心強いことはありません[35]。

ただ、当時、箱崎に対して「右利きのあなたが、どうしてこの運動をやっているのか」という、いささかデリカシーに欠ける疑問を投げかける向きがあったようです。なれど、箱崎そして松田道雄といった右利きの恩人のおかげで左利きへ追い風が吹いてきたことは、時系列で過去を振り返ってみても明らかです。

日本の社会に対するインパクトはさておき、左利きと右利きの相互理解が友の会の活動において存在していたことから、世界に誇るべき左利きの友愛団体だったといっても差し支えないのではないでしょうか。

【左利きだとお嫁にいけない?!】

結婚と左利き

「左利きへの偏見は、女性にとって深刻な人権問題だった」――ジェンダーフリーが声高に叫ばれる時代、このようなことをいえば「何を大げさな」といわれてしまうかもしれません。ただ、ほんの少しだけ時代をさかのぼれば、左利きの女性は確かに人権が侵されていたと見なすことができるのです。

まず「左利き友の会」に寄せられた、一九七二年当時で十八歳の勤労女子学生による悲痛な告白に目を向けてみましょう。

《何人かの人からいろいろ言われたこともあります。「女の左利きは……」とか「結婚のことを考えたら……」などいろいろ言われました。そんな時やっぱりくやしくて涙が出ました。心では割り切っているつもりでも、いざ左手を使うと恥ずかしい気持ちになります[36]》

この女性が誕生したのはサンフランシスコ平和条約が調印・発効まもない一九五〇年代。そんな戦後生まれの左利き女性でも、周囲から「結婚のことを考えたら」と言われてしまっていたのです。じつは海外で書かれた書籍が、日本の左利き女性と結婚をめぐる逸話を紹介しています。《かつて日本では、（中略）左利きの娘は嫁の貰い手がなく、結婚したあとで左利きとわかれば、夫の意志で離婚することができた[37]》や、《左利きの若い女性は、花婿を捜すのに右利きのふりをしなければならなかった[38]》といったぐあいに。

いずれも話のよりどころは定かでなく過去の文献などの孫引きを重ねたのではないかと考えられますが、かの松田道雄も「もうひとつの女性の人権問題」をしかと捉えていました。

《ことに女の子は、左ききでも右手でおはしをもち、右手で字を書くようにしつけないと、母親の怠慢のように思われた時代がありました。お見合いのとき、若い娘が左ききであることをわからせる動作をみせたら、破談になることが少なくありませんでした(39)》

左利きが原因によるお見合いの破談や離婚を経験したという女性の逸話は他にも散見されるものの、当事者としての思いは活字として残されるものではありません。それはさておき、どうして左利きの女性は結婚に差し障りがあったのでしょうか?

親の躾と左利き

かつて女性の結婚が他家への永久就職を意味していた頃、左利きとは親の「躾」の問題でした。特に女性は世間で人並みであることが強く求められ、右利きと同じ所作でなければ悪癖とみなされたのです。それゆえに「娘を見るより母を見よ」ということわざが、長らくお見合いの鉄則とされてきました。若い女性の将来は母親の一挙手一投足を見ればよいとなれば、愛娘《まなむすめ》の左利きを矯正しようと躍起になるのはやむを得ません。

それにしても女性にばかり左利きに対する贖罪意識《しょくざい》を植え付けていた、かつての日本。その余波は「男女雇用機会均等法」がスタートした一九八六年においても顕著でした。たとえば同年に女子学生が会社訪問した際、面談を担当した男性社員から《君は左ギッチョなの？　社は客商売だし、器具の扱いも不便になるから採用はちょっと難しいね[40]》と告げられたという、新聞への投書がありました。この女子学生が憤った左利き蔑視こそ、「もうひとつの女性の人権問題」そのものです。さらに同年、松田道雄が《女の子だからとくに左ききはいけないというのは、男本位のかんがえ方です[41]》と社会的な意識の変革を強く主張したことからも、いかに多くの左利き女性が口に出せない苦労を味わってきたかが窺い知れます。

この苦悩は、両手を使って器用になんでもこなせる才女であっても例外ではなかったようです。箸に包丁、さらにはイラストを描いたり文字を書くことも両手でこなせる水森亜土《みずもりあど》は、少女時代の切ない気持ちをこう回想しています――

《左ギッチョじゃ絶対にお嫁さんになんてなれっこないと、子ども心に切なくて不安いっぱいでした。そのせいか、おままごとはいつもお嫁さんごっこで、この時は腕力にモノを言わせて必ずお嫁さんになりました。必死で、小さな包丁を右手に持ってご馳走をつくり、ご飯も、右手にしゃもじをしっかりと握ってお茶碗に入れました。もちろん、何度もしくじります。五回、六回……でもできた時の大感動たらありませんでした[42]》

イラストレーターやジャズ歌手など多くの顔をもつ水森でさえ、「左利きはお嫁にいけない」という言葉の呪縛にとらわれていたとは。誰もが羨《うらや》む器用さの裏側には、想像を絶する涙ぐましい努力があったのです。

そんな幼少期を経たものの、大人になってから通いはじめた料理教室では、もっぱら左手で調理していたために一番左端に並ばされ、それが辛い経験だったようです。が、本来の利き手である左手を使ったほうが食事はおいしいし上手に調理できるとのこと[43]。利き手が持つ能力を存分に発揮してこそ料理はおいしくなるのです。

ジェンダーフリー社会と左利き

かつての日本社会における女性には花嫁修業という、もうひとつの「仕付《しっ》け」が課せられていました。古くは着物やふとんを縫ったり繕《つくろ》うための裁縫。現代でも女性の役目とみられがちな炊事や洗濯。さらには礼儀作法やお稽古事なども花嫁修業の一環でした。

こうして花嫁修業を列挙すれば、家事労働がいかに多岐にわたるかがわかります。そしてそのために、女性のほうが男性よりもはるかに利き手の左右を問われることが多かったのです。ましてや「左利きはお嫁にいけない」とされた時代にあっては、どれだけ多くの左利き女性が苦汁をなめてきたことでしょう。

かつて花嫁修業とカテゴライズされた技術や作法の習得にあたっては、まだまだ左利きの手本や配慮がなされていないものが多々あります。ですが、生活関連用品や道具については、左利き専用品だけでなく左右兼用のユニバーサルデザインの製品が充実の兆しを見せています。そのいっぽう、茶道をはじめとする伝統文化においては、右利き本位の作法に手こずる左利きは少なくありません。さまざまな境遇におかれた人々を取り残さない作法の確立を、素晴らしい文化の継承のためにも切望します。

ともあれ、「左利きの娘はお嫁に行けない」という迷信を温存させてきたのは、右利き優位の社会である以上に日本の社会が「男性本位」を引きずってきた一面も見逃せません。日常生活におけるジェンダーフリーが進むことこそ、多くの左利き女性が味わった艱難辛苦《かんなんしんく》を、男性が自身の利き手の左右に関係なく共有し理解できる絶好の機会なのです。

【注釈】

（1）土井忠生、森田武、長南実編訳『邦訳　日葡辞書』岩波書店、一九八〇年、二二九ページ

（2）幸田露伴『音幻論』洗心書林、一九四七年、一六三ページ

（3）このことわざについて、長年にわたり石見地方の神話、昔話、伝説、世間話を収集された民話研究者・酒井董美《ただよし》からいただいたコメントを紹介します。
「鹿足《かのあし》郡柿木《かきのき》村（石見地方の山村／現・吉賀《よしか》町）で確認してみたところ、八十歳代の古老や五十歳代の教育長、それより若い世代でも『聞いたことはあるが、今はあまり使っていない』とのことです。そしてこれは左利きは器用であるという意味であり、地元の教育長の話では、『戦死した父が左右どちらも利いており、このことわざは母から聞かされていた』とのことでした」

（4）塙《はなわ》保己一《ほきいち》編『群書類従　第十九輯　管絃・蹴鞠・鷹・遊戯・飲食部』続群書類従完成会、一九三二（昭和七）年、二二一ページ

（5）形式や内容にとらわれない遊び心あふれる俳諧。

（6）麻生磯次、冨士昭雄訳注『決定版　対訳西鶴全集（4）　椀久一世の物語・好色盛衰記・嵐は無常物語』明治書院、一九九二年、一七七ページ

（7）一九九五年三月二十日消印の書簡

（8）加藤弘之「左きき」（『天則』第三編第六號、一八九〇〔明治二十三〕年、一～八ページ）に、同年十一月三十日、東京の哲学堂で開かれた哲学研究会における講演が収録されています。

（9）ルソー（今野一雄訳）『エミール（上）』岩波文庫、一九六二年、七二ページ

（10）加藤弘之「貧叟百話　第七六」（『太陽』第四巻第拾四號、博文館、一八九八年〔明治三十一〕、一七〇

〜一七二ページ）「貧叟百話　第七七」（『太陽』第四巻第拾五號、博文館、一八九八（明治三十一）年、一五三〜一五五ページ）にて再掲しています。

(11) 大澤謙二「右利きと左利き　明年三十三年五月十三日講演」（『東京學士會院雑誌』第二十二編第六号、一九〇〇（明治三十三）年、二八五〜三一七ページ）に講演の一部始終が掲載されています。

(12) 佐藤義雄「身近かな人権侵害――左利き矯正――」『人権通信』全国人権擁護委員連合会、一九七二年四月号、八〜一〇ページ

(13)「左利きを治したい」讀賣新聞、一九一四（大正三）年六月十三日

(14) 富田精『左利と右利』心理学研究会出版部、一九一七（大正六）年、一二一ページ

(15)「偉人は體の左半身が發達す」大阪毎日新聞、一九二〇（大正九）年七月二十五日。ドイツの医師ウィルヘルム・フリースによれば、「男女とも右半身に自分自身の性の成分を帯び、左半身に異性の成分を帯びているが、左半身が発達すると人間は両性具有となり豊かな才能を花開かせる」とのこと。該当する偉人として、左利きとして紹介されることの多いゲーテやベートーベンが挙げられています。いっぽうで左半身が発達しても才能に恵まれない人については「異性の兄弟姉妹から自分自身の性の成分を奪われた」ことが原因としています。

(16)「恥かしい左利きは之から失くなる?」讀賣新聞、一九三二（昭和七）年一月二十五日

(17)「恥ぢるな威張れ!左利きの子供は智能高く社交性に富む」一九三五（昭和十）年五月三十日

(18)「新語　ギッチョ」読売新聞、一九三三（昭和八）年一月二十五日

(19)『家庭　こども相談』朝日新聞社、一九二三（大正十二）年、一六九ページ（本書は『週刊朝日』で連載されたコドモ相談欄を一冊の本にまとめたもの）

(20) 松本亦太郎「両親のための一般心理学（二） 第十三節 右利き左利き」（日本両親再教育協會編『子供研究講座（第二巻）』先進社、一九二八（昭和三）年、三三ページ）
(21) 東條英機刊行会、上法快男編『東條英機』芙蓉書房、一九七四年、四二四〜四四二ページ
(22) 蜂屋邦夫訳注『老子』岩波書店（ワイド版岩波文庫）、二〇一二年、一四七ページ
(23) 伊藤武雄『左手の書――音楽伍長の手記』万里閣、一九四〇（昭和十五）年、八二ページ
(24) 内山喜久雄・松原達哉・小川捷之「左利きの研究」『教育相談研究』（第8集）、一九六八年、二八〜三六ページ
(25) 新井廸雄「左利きの調査」『児童心理』金子書房、一九五四年一二月号、七四〜八〇ページ
(26) 一九九八年六月十日付けの毎日新聞に『育児の百科』を支えにして左利きの息子を育ててきたという五十一歳の女性からの投書が掲載されています（同年六月一日に松田道雄が逝去）。
(27) 「家庭時評　教職員組合におたずねします」毎日新聞、一九六九年六月十日
(28) 「生きるなかま『左利きの世界』開こう」朝日新聞、一九七二年十月八日
(29) 名誉会長として左利きで知られる政治家で作家の石原慎太郎が名を連ねていました。
(30) 「左利き党宣言」読売新聞、一九七一年四月十三日
(31) 『左利きニュース』（第二六・二七号）左利き友の会、一九七三年
(32) 『左利きニュース』（第二四号）左利き友の会、一九七三年
(33) 『左利きニュース』（第二六・二七号）左利き友の会、一九七三年
(34) 「このままでは解散です」毎日新聞、一九七五年五月二十日
(35) 一九七三年七月五日に発売後、一カ月で三〇万枚ものレコードを売り上げる大ヒットとなった麻丘め

ぐみの『わたしの彼は左きき』についても、右利き優位の社会において左利きに新たなイメージを吹き込んだ功績を称えたいものです。

(36)『左利きニュース』（第一九号）左利き友の会、一九七二年

(37)ジェームス・ブリス、ジョセフ・モレラ（草壁焔太訳）『左利きの本――右利き社会への挑戦状』講談社、一九八〇年、三七ページ

(38)M・ガードナー（坪井忠二、藤井昭彦、小島弘訳）『新版　自然界における左と右』紀伊國屋書店、一九九二年、一〇一ページ

(39)松田道雄『松田道雄の安心育児』小学館、一九八六年、一七五ページ

(40)「なぜ左利きが就職に不利？（声）」朝日新聞、一九八六年十一月二日

(41)松田道雄『松田道雄の安心育児』小学館、一九八六年、一七六ページ

(42)「若い日の私　左ギッチョの苦労」毎日新聞、一九九一年九月五日

(43)「左利きの方が9歳短命だって⁉　水森亜土激弁」『週刊読売』一九九一年四月二十八日号、三四ページ

第四章

左利きの脳と身体は優れているのか

眠っている右脳の潜在能力を引き出すために左手を積極的に使おう——そんなメソッドが推奨されることもある能力開発において、とかくポジティブに受け取られることが多い左利き。話題ばかりが先行して「右脳神話」ともいうべき様相を呈していますが、すべての左利きに天賦《てんぷ》の才が与えられている訳ではありません。おまけに紋切り型の「右脳神話」が横行しすぎると、かえって「右利き優位の社会」の問題点が雲隠れする危惧すら感じます。

本当に左利きの脳と身体は優れているのか？　この章では手放しに左利きを賞賛するのではなく、多面体ともいえる左利きの特徴についてひもといてみます。

【未来の人間像——両手利きを養成するうえで手本となる左利き？】

脳科学の黎明期ともいえる十九世紀末から二十世紀初頭にかけ、国内外で両手利きの人間を養成する提案および運動が起こりました。代表的な例として、日本では一八九〇（明治二十三）年に加藤弘之が提唱した「左手教練説」、そしてイギリスでは一九〇三年に『両手利き』（未邦訳）の著者であるジョン・ジャクソンが設立した「両手利き文化および直立文字の協会」があります。

賛同者に恵まれず日の目を見ることもなかった加藤の「左手教練説」とは対照的に、ジャクソンの「両手利き文化および直立文字の協会」は、著名な支持者や五〇人の委員が名を連ねる団体として、その主張が教育の場で採用されることもありました。

多くの書籍ではジャクソンが創設した団体として「両手利き文化協会」のみ紹介されていますが、彼は「両手利き文化および直立文字の協会」もつくったのです。掲げたスローガンは「左手への公正と平等」。両手利きだけでなく、ブロック体で文字そのものを斜めに傾けない直立文字まで推奨し、左手で書きやすいよう書体の左右中立をめざした点が、当時としては画期的でした。また賛同者として、両手利きの人物伝に名を連ねるボーイスカウトの創始者ロバート・ベーデン＝パウエル[1]、ヴィクトリア女王直属の絵画教師で画家のエドウィン・ランドシーアといった著名人が挙げられます。

ちなみに、両手利きの推奨は左利きに右手づかいを暗にほのめかす手段として批判されがちですが、ジャクソン自身は「左利きは左利きとしてその天分を生かすべきだ」と主張。また国家的事業にまで発展しなかったものの、この進歩的な思想にもとづく教育が多くの初等学校で採用されました。たとえばイギリス王位継承者や歴代の首相の多くが学んだイートン校では、進級に向けて左手で書く訓練を定めた時期があったといわれています。

そのいっぽう、この未来の人間像に対する批判も絶えませんでした。協会への「常識はずれの連中だ」との悪評、両手利きがもたらすと考えられてきた効能に対する疑問視……。こうした逆風のみならず、道なかばにしてジャクソンが他界したこともあり、人びとの関心が遠のき、消滅する運命をたどりました。

二十世紀初頭といえば世界各国で最も左利きが矯正された時期ともいえますが、それはさておき、ジョン・ジャクソンは自著において、ロンドンで開催された万国博覧会で日本の工芸品に強く感動し、「日本こそ両手利き文化の模範[2]」と絶賛していました。

ともあれ、十九世紀後半から二十世紀前半にかけて「両手利き」の推進論者が掲げていた、左手教育がもたらすメリットをいくつか挙げてみます。

①両手を使えば身体のバランスがよくなるだけでなく、バランスのとれた左脳と右脳の発達が可能となり、ひいては知力・理解力・記憶力が増進する。
②両手を交互に使えるため疲労感が軽減する。
③大脳の機能障害（脳卒中など）による失語症の予防や軽減。
④人間個々の能力だけでなく国益も増進する。

これらを俯瞰すると、現代的な視点では大きく足りないことがあります。そう、大脳半球がもつ「もうひとつの能力」が語られていなかったのです。

【左手を積極的に使えば右脳が発達する？】

霊長類のなかで唯一コトバを使いこなし、利き手についても右利きが多数派（マジョリティ）である人類。ゆえに「右利きこそ人間としての進化の証左」であり、二つの大脳半球についても、右手のはたらきをコントロールする「左脳」には言語中枢があることから優位脳とされ、「右脳」はものいわぬ劣位脳とみなされていました。また左利きについては右利きとは対照的に「右脳」に言語中枢があるのではといった推測程度の認識でした。

この長らく君臨してきた通説にコペルニクス的転回が訪れたのは一九六〇年代のこと。ロジャー・スペリーをリーダーとする研究チームが、癲癇《てんかん》をもたらす病巣の転移を防ぐために行なった、左脳と右脳をつなぐ脳梁《のうりょう》を切断する交連切開術から、大脳半球の機能が左右非対称であることを発見したのです。これにより「右脳は空間や図形の認知や音楽的な能力を司る」という見解が定着し、その功績が認められ、一九八一年にはノーベル医学生理学賞を受賞しました。

　その後、偉大なる発見をもたらした基礎研究を応用するかのごとく、多くの能力開発家が独自のメソッドを展開する過程で「右脳神話」ブームが巻き起こります。その核たる「右脳」のかくれた能力を引き出す方法については多種多様です。スマートフォンアプリなどでのイメージトレーニングや瞑想、自然とのふれあい、本を反対から読む……。調べだすと枚挙にいとまがありませんが、なかでも「左手および左半身を意識して使う」という方法こそ、「右脳を刺激しやすい」という理由から好奇心あふれる右利きの人が実践しがちです。その背景に「左利きは左手の動きを司る右脳が利き脳だから芸術的な才能にあふれた天才が多い」「右利き優位社会で生きる左利きは、非利き手である右手を器用に使える」といった、イメージ先行型の左利き賛美があることも見逃せません。

　さらに両手づかいを実践することで得られる効能として、次のような事例を挙げる能力開発家や医師がいます。認知症予防、脳梗塞による半身不随でのダメージ軽減、国民医療費の低減[3]……。また左手ではなく、右手を積極的に使うことで比較的左利きが苦手とする「左脳」的な言語能力を鍛えられるとする見解[4]も存在します。

あたかも混迷する社会を打開する二十一世紀のメソッドに見えますが、一世紀という時を経たとて、基本的な思考の枠組みは前世紀以前の両手利き推奨運動と大きくは変わりません。スペリーらの基礎研究によって、より脳科学的な後ろ盾が加わったバージョンアップ版ともいうべき様相を呈しています。

ちなみに「両手づかいのすすめ」についての本書の見解は以下のとおりです。「否定はしない。大人が試みることは個人の自由であり効果が期待できるものの、すべての人にあてはまるわけではない。そして左利きの子どもに対する矯正の口実に利用することだけは避けたい！」

【左脳と右脳をめぐる左利きならではの脳の特徴】

そのじつ、右利きの才人や偉人の系譜を探りはじめると、その数の多さに驚きを禁じ得ません。そんな左利きのエピソードは次章にゆずるとして、まずは脳の構造や機能にかんする基礎知識と、左利きと右利きでは何が違うのかを確認してみます。

まずは基礎中の基礎を確認しておきましょう。それは「左手は右脳、右手は左脳が、それぞれの手の動きをコントロールする」ことです。人間の思考や行動において脳のさまざまな部位が連携しあっているものの、各部位には役割分担があります。なかでも左手と右手の動きをコントロールする運動中枢は、それぞれ大脳の右半球と左半球——いわゆる「右脳」と「左脳」——に分かれています。

注意すべきは手と大脳半球との関係性における左右の逆転現象ですが、その理由は両者をつなぐ錐体路《すいたいろ》と呼ばれる神経繊維が首の延髄《えんずい》あたりで交差するためです。運動の経路のみならず感覚の経路も然りです。

次に大脳の機能と利き手をめぐる「左脳」と「右脳」の一般論について確認します。要約すれば——

①「左脳」は言語認識や会話、計算能力など論理的思考
②「右脳」は空間認識やイメージ、創造性、感情表現など直感的理解

をそれぞれ司るということです（図4－1）。ちなみに人間の大脳半球は「左脳」と「右脳」が独立して機能しているのではなく、これら二つの大脳半球は脳梁という交連線維《こうれんせんい》の太

い束を介して情報をやりとりしています。しかも人間の知的活動においては、左右の大脳半球の機能差はあるものの、ひとつのシステムとして均等に使われていることが近年の知見で明らかになっています。かのスペリーらが左右の大脳半球の機能について調べた結果、《左脳だけが言語の働きを担うのではない。右脳は話せないが十歳児が理解できる程度の語彙をもつ[5]》としている程です。

しかしながら、それでもなお——

③左利きにとっての利き脳は利き手のはたらきをコントロールする「右脳」であり、右利きにくらべて「右脳」的な能力に長《た》けている。

④右利きも積極的に左手を使えば「右脳」が活性化し、新たな発想や創造性を育むことができる。

といった紋切り型の「右脳神話」が跡を絶ちません。いっけんすると利き手の左右に関係なく生きる希望を与えてくれるようにも解釈できますが、はたして「左脳」と「右脳」の機能分化にかんする一般論が例外なく全人類に当てはまるのでしょうか？

答えは「左利きおよびごく一部の右利きには当てはまらない」です。その理由として言語中枢がある場所の違いがあり、左利きにおいては——

①六九パーセント……右利きと同じく言語中枢が「左脳」にある
②一九パーセント……言語中枢が「右脳」にある
③一二パーセント……言語中枢が「左脳」と「右脳」の両半球にある(6)

という三種類を考慮しなければなりません。さらに右利きでさえ三パーセントは「右脳」に言語中枢がありますが、もともと左利きであったものの幼少時に利き手の変更があったために生じたことだと考えられています。「左脳」と「右脳」にまつわる一般論を鵜呑《うの》みにできない現実があるのです。

右利きと同じく言語中枢が「左脳」にある左利きが多数ではあるものの(7)、以上のことは十分に留意しておきたいものです。

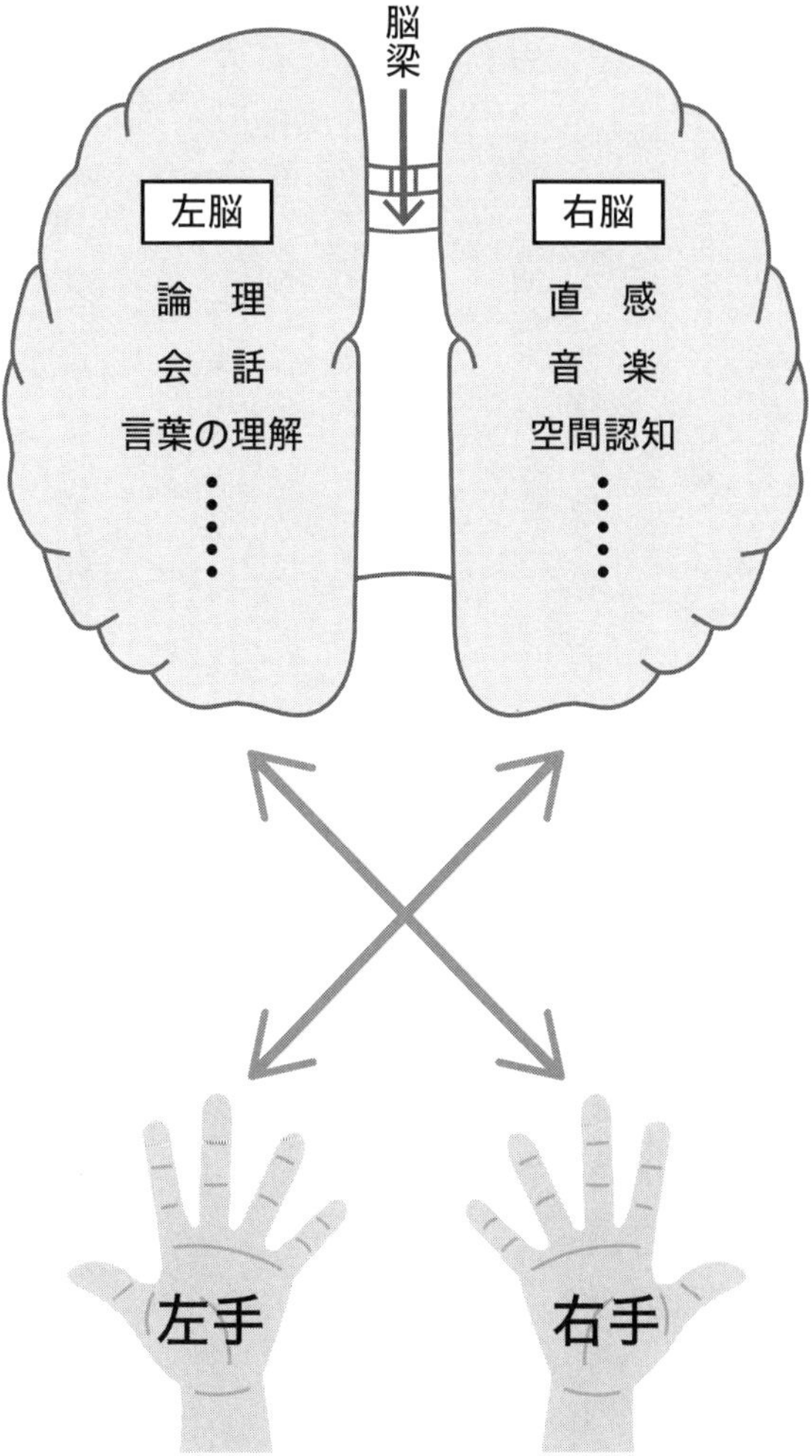

図4-1　左右の手はそれぞれ交差する神経によってコントロールされている

【単純に割り切れない左利きの能力】

左利きの直感的理解の能力

言語中枢がある場所の違いによっても三つのタイプに分かれる左利き。さらに胎内におけるテストステロンの影響や、出産時の小さな脳損傷によって左利きとなる可能性もあります。左利きの脳をめぐる事態は複雑であるため、左利きの精神的特徴や認知能力は単純に結論づけることができません。(8) ですが、ＭＲＩ（磁気共鳴画像）などによる研究が進んでおり、さらなる謎の解明に期待します。

ちなみに左利きの精神的特徴や認知能力にかんする研究の結果は、右利きと比べ能力の優劣が両極端に現れることが特徴として挙げられるものの、その理由は明らかではありません。また、右利き優位の社会という環境面も、研究結果に少なからず影響を及ぼしていると考えられます。以上を踏まえたうえで、左利きと右利きとの比較研究をひもとくと、「空間認識やイメージ、創造性、感情表現など直感的理解」にかんしては、優劣が両極端に現れるものの左利きならではの特徴が現れる認知能力といえます。

こうした非言語能力が優れた左利きの例として、「数学の能力に長けた天才に左利きが多い」とするカミラ・ベンボウの報告[9]があります。その理由としてゲシュヴィント理論における性ホルモンの影響（序章参照）を挙げています。つまり胎児期における過剰なテストステロンの分泌が原因で、発達の遅れた「左脳」を補うべく「右脳」が発達したことにより、数学に求められる空間認識能力が人並み外れて恵まれた天才が生まれるのだとしています。

音楽もまた非言語能力のひとつですが、左利きが優位な分野といえるのでしょうか？　ドイツの音楽大学ピアノ学科に在籍する五二人の学生を対象に、聴音演奏能力と利き手についてパフォーマンスの達成度を測定した、ラインハルト・コッピーズらの実験[10]があります。聴音演奏とは初めて耳にする旋律を直ちに再生することですが、録音されたバイオリン演奏を聴かせてピアノで再生する実験においては、右利きよりも左利きや両手利きのほうが成績が良いとする結果が出ています。

すべての左利きが非言語能力に優れているか否かはさておき、建築学科の学生や美術志望の学生に左利きが多いとする統計も散見されます。そうじて直感的な能力が求められ生かされる分野で活躍するのは左利きが多いといわれる、ひとつの所以《ゆえん》です。

いっぽうで左利きは非言語能力が右利きよりも劣るとする仮説[11]も存在します。ジェレ・レビィによれば、左利きは言語中枢が「左脳」のみならず「右脳」にも拡散するケースがあるため、「右脳」との関係が深い非言語的な能力を妨害するというのです。こうした考えは、精神遅滞や読書遅滞が左利きだけでなく特に両手利きの頻度が高いということから、脳の機能分化に注目したことに端を発しています。ちなみに、レビィが男子大学生（右利き一五名／左利き一〇名）を対象に行なった知能検査では、右利きの平均値が「言語性IQ一三八／非言語性IQ一三〇」に対し、左利きの平均値は「言語性IQ一四二／非言語性IQ一一七」でした。ただし、この結果は高知能指数の選抜された学生から得たものであり、同様の研究で必ずしも一致する結果とはならないようです。

オックスフォード大学での遺伝子研究（序章参照）においては、左利きの脳は「左脳」と「右脳」がよりスムーズに情報伝達を行なっているため、左右両方の言語にかかわる領域がより協調しているとの見解を示しています。こちらの研究では左利きにおける言語能力をポジティブに捉えていますが、それだけ左利きの特徴は一筋縄ではいかない複雑さがあるといえます。

脳の構造そのものが右利きと異なる左利き。さらには言語中枢が左右両方の大脳半球にまたがるケースもあることなどから、脳疾患による失語症からの回復が良いとする見解があります[12]。しかも左利き本人のみならず、その家族歴を有する右利きにおいても失語症状から劇的に回復するという報告まであります。

病理的要因と左利き

いっぽう、胎内におけるテストステロンの影響や出産時の小さな脳損傷による「左脳」の発達の遅れが原因で、さまざまな言語障がいが生じるという報告もあります。たとえば乳幼児の言葉の遅れや吃音、読書障がいといった、いずれも「左脳」が主に担うとされる言語能力においてです。ちなみに、物理学者アルバート・アインシュタインは左利きでしたが、三歳になっても話すことができなかったと伝えられています。

左利きと右利きを比較した言語障がいの研究においては、右利きよりも左利きのほうが問題を抱える割合が高いとする報告が多いものの[13]、けっして「左脳」の発達の遅れだけが原因とは言い切れません。右利き優位の生活空間や周囲の大人による左利きの矯正がもたらすストレスや外傷体験が原因となって、言語能力のみならずさまざまな能力の発達障がいを引き起こし、左利きにとって負の影響をもたらすことが考えられます。こうした環境的な要因は、二つの大脳半球そのものの発達にも大きな影響を与えかねないのです。

さらに左利きは右利きと比べてアレルギー、花粉症、アトピー、偏頭痛などに罹患《りかん》する確率が高くなるとする報告があります(14)。このような免疫系の疾患が生じる原因として、胎内におけるテストステロンの影響が、免疫機能に重要な役割を果たす胸腺《きようせん》の発達を抑制させるため、という見解があります。

この項を読み進めているうちに、あたかも「左利きは危険がいっぱい」という不安感にかられてしまうかもしれません。ですが、左利きが右利きと比べて発達障がいや免疫疾患を発症する割合が高いとする結果があるとはいえ、数のうえでは左利き人口のごくわずかです。また、免疫疾患が左利きに多いとする見解に否定的な報告も少なくありません。いずれにせよ、性ホルモンと発達障がいおよび免疫疾患との関連性については世間一般でも広く知られています。利き手との関連についても今後さらなる検証をとおして、その影響について明確な解明がなされることが期待されます。

左利きをめぐる男女の性差

どうして男性は女性よりも左利きの割合が高いのか？　この疑問に対する明確な回答はありませんが、これまでの研究によると、「左脳」と「右脳」それぞれの大脳半球の機能差については、男性よりも女性のほうが小さいとされています。ならば、女性のほうが両手利きや左利きの割合が高くても不思議ではないものの、これまでの利き手調査では男性のほうが左利きの割合が高い結果となっています。

その要因については、男性よりも女性のほうが環境からの圧力を受けやすいとする環境説（レビィ、一九七六年など）があります。また、利き手に関係する遺伝コードが利き手の程度や強度を制御するものとして構成されていると考えると、男性よりも女性の方が遺伝コードが強く、そのため女性は利き手の度合いが両極端に出やすいとする遺伝説（コリンズ、一九七七年）があります。[15]やはり女性は社会的弱者であり環境に従順であるとした傾向は、日本のみならず西洋の社会でも強かったといえます。

【「左利きならではの不便益」が育む問題解決力・創造力・共感力】

人間が生きる社会や生活空間は、長らく右利きの理想や行動そのものを像《かたど》りながら創造されてきました。そのおかげで利き手に起因する困難を覚えずに過ごせる右利きですが、ゆえに五感を研ぎすましても実感できないことがあります。それは「不便さ」や「違和感」であり、そして、左利きであれば実感する機会の多い、心身をめぐる現象であるといえます。

一般的に「不便さ」や「違和感」は負の感情とされますが、裏を返せば、右利きでは決して経験できない問題解決力や創造性を育む源泉でもあるのです。左利きだけが実感する「不便さ」や「違和感」をきっかけに、設備や道具、システムなどを多角的に観察する力や問題を可視化する力を養うことができます。

たとえば、子どもであっても、右利き用のハサミを左手で持ってみたものの「なぜこんなに切りにくいのだろう?」と、実感をとおして疑問がわきます。これを機にハサミの構造や仕組みを注視するだけでなく、刃の合わせ方が右利き用と左利き用では異なることを知ります。さらに指を入れる柄の部分の形状や、切る対象の素材にも興味が拡大します。

こうした「不便さ」や「違和感」から観察や問題の可視化を重ねることができる左利きは、独自の問題解決力だけでなく創造力、さらには困った人への共感力が芽生える可能性を秘めた存在です。そして右利きとは違った多角的な視点や思考を可能とする、身のまわりのちょっとした不便さを「左利きの不便益《ふべんえき》」として捉えることも、右利き優位の社会で自分らしく生きる左利きの長所として生かしたいものです。

ただし左利きが実感する「不便さ」や「違和感」への耐性や、対象への好奇心などには個人差があります。だからこそ、利き手の左右を問わないソーシャル・インクルージョン（社会的包摂）への意識を右利きと一緒に高めることが大事なのです。また左利きの子どもには利き手に合った道具を用意し、できるだけ多くの成功体験を積み上げて自信を持たせることが先決です。これらの意識なくして、左利きの子どもに対する「不便だからすすめる右手づかい」からの脱却は、いつまで経ってもはかれません。

以上を踏まえたうえで「左利きならではの不便益」が意味するところを少し掘り下げてみましょう。まず「不便益」とは、システムデザインが専門で不便益システム研究所代表の川上浩司が提唱した概念で、「不・便益」ではなく「不便の益」を意味します。つまり不便がもたらす利益、ひいては恩恵のことであり、右利きにとっては便利このうえない環境だからこそ、左利きには「不便の益」を得る機会が与えられているともいえます。

すべての左利きが「不便の益」を享受可能か否かはさておき、「左利きならではの不便益」で育まれる個性とは――

①主体的な問題解決で得られる自主性と自信、そして自己肯定感。
②五感を駆使した好奇心の芽生えがもたらすさまざまな発見。
③試行錯誤を通して得られる多角的な視野と創意工夫の醸成。(16)

に代表される自発的能力だけでなく——

④他者を気づかう心や共感力。

といった周囲との信頼や安心感を築く能力も含みます。

たとえばカウンター席に座るとき、右利きの人の肘がぶつからないよう、左利きは「小さな困った」を回避すべく左端に座る傾向にあります（第六章参照）。

さらには多様性を認め合い誰ひとり取りこぼすことのないソーシャル・インクルージョン（社会的包摂）を一歩一歩少しずつ進めるうえでも、地球上でもっとも普遍的な少数派である左利きこそ、「左利きならではの不便益」で獲得した知見を生かし共感力の高い社会の実現を担う存在であるべきです。

【スポーツにおける戦略としての左利き】

右利き優位の社会で「左利きならではの不便益」が育まれるいっぽうで、左利きが「戦略」として生かされる分野があります。その代表格がスポーツの「対戦型競技」。いうまでもなく左利きはスポーツの世界でも少数派であるため、左利きとの対戦に慣れない右利きは苦戦を強いられるケースが多いのです。

ダブルスを含めたグランドスラム獲得数歴代一位で知られるマルチナ・ナブラチロワは、テニス界における史上最強の左利き。彼女の「右」に出るものは長らく現れず、女王の座をほしいままにしてきました。

そんなナブラチロワを慣れ親しんだ指定席から引きずり下ろしたのは、年間ゴールデンスラム[17]を男女つうじて唯一獲得した右利きのシュテフィ・グラフ。左利きが放つサーブの回転や角度は右利きの選手とは正反対であるだけでなく、特にナブラチロワのスライスは独特なクセがありました。大きく立ちはだかる左利きの壁を打破したい。ナブラチロワに限らず左利き選手に苦手意識を持っていた若きグラフが下した決断とは、コーチングスタッフとして左利きのテニスプレーヤーを雇い練習に取り組むことでした。その結果、十七歳で決勝まで登りつめたフレンチオープンにおいて、史上最年少（当時）のグランドスラムをナブラチロワから勝ち取ったのです。ちなみに両者の通算対戦成績は九勝九敗の五分でした。

対戦型球技における左利きの優位性については、時間的なプレッシャーが大きく反応速度が勝敗を左右するスポーツほど、ランク上位者における左利きの割合が高いとするフローリアン・ロフィングの研究があります[18]。テニスをはじめ卓球、野球といった、対戦相手との距離が近くプレイへの素早い反応を要求される競技ほど、左利きが有利。ならば命をかけた戦闘においても、左利きの兵士が右利きの意表を突いたことが、左利きの存在を一定数維持できたことに寄与したのではないか……。対戦型球技における分析結果から、ロフィングの議論は闘争についての仮説にまでおよんでいます。

余談ですが、数々の偉業を達成したラファエル・ナダルは左利きのテニスプレーヤーとして有名ですが、日常生活はすべて右利き。これまでコーチによる左利きへの転向説がささやかれていたものの両者は否定しており、子どもの頃からどちらの手でもプレイできたそうです。ただ両手でフォアハンドを打つトップ選手がいないことから、コーチが得意な手に集中するようアドバイスし左利きとして才能が開花しました[19]。右手でもすぐれたサーブやフォアハンドが打てることで知られていますが、有能なスポーツ選手は身体能力において左右差が小さいともいわれています。ともあれ、テニスにおいて左利きを選択したことが、ナダルにとって「戦略」的にも大きく貢献したに違いありません。

そしてプロ野球の世界でも、左利きに変更して大活躍した選手の逸話は少なくありません。そのひとりが通算三一七勝をあげた鈴木啓示《けいし》投手。四歳のとき右腕を骨折しギプスをはめている間に、野球の熱血漢たる父親が左利きにさせたというのです。(20)まさにケガの光明ともいうべき左利きへの変更です。また、打者として野球殿堂入りを果たした張本勲《いさお》選手の場合、同じく四歳のときトラックにはねられ、たき火のなかへつんのめり大ヤケドを負ってしまいます。そのため利き手であった右手に障がいが残ってしまったことから、血のにじむ努力をして左投げ左打ちの名選手となりました。(21)野球においては左打ちのほうが右打ちよりも一歩ないし一歩半一塁に近く、一方で左打者と対戦する場合、左投手のほうがボールの出所が見えづらくなります。そのため、右利きでも幼少期に「左投げ」や「左打ち」に矯正するケースすらあり、左利きの選手が多いスポーツの代表格です。

そのいっぽうで、ダーツやビリヤードといった、対戦相手と直接応酬し合わないスポーツにおいては、左利きの有利さがはたらかないようです。結局のところ「戦略」として左利きが生かされるのは、相手との距離が近い対戦型の球技や格闘技の世界であるといえます。

【注釈】

（1）協会の副会長であり「軍隊の最前線において両手利きは必要不可欠」と、元軍人らしく国益をも見据えていました。

（2）Jackson, J. *Ambidexterity*, London: Kegan Paul, Trench, Trubner & Co. Ltd., 1905.

（3）井上肇『左手で字を書けば脳がめざめる――「質」の高い老いをめざして』サンクチュアリ出版、二〇二〇年、六八〜七八ページ

（4）加藤俊徳『1万人の脳を見た名医が教える すごい左利き――「選ばれた才能」を120％活かす方法』ダイヤモンド社、二〇二一年、一六八〜一七〇ページ

（5）八田武志『「左脳・右脳神話」の誤解を解く』化学同人、二〇一三年、一四ページ

（6）スタンレー・コレン（石山鈴子訳）『左利きは危険がいっぱい』文藝春秋、一九九四年、一五一ページ

（7）ゲシュヴィント理論（序章参照）によれば、言語中枢が「右脳」あるいは両半球にまたがる左利きは遺伝によることは稀であり、テストステロンをはじめ非遺伝的な環境的要因により生じると考えられています。

（8）坂野登『ヒトはなぜ指を組むのか』青木書店、一九九五年、六七〜七一ページ

（9）「左利きと英才児」については、八田武志『左対右　きき手大研究』（化学同人、二〇〇八年）二一〜二五ページを参照しました。

（10）「聴音演奏能力と利き手」については、八田武志『左対右　きき手大研究』（化学同人、二〇〇八年）三〇～三五ページを参照しました。
（11）「レビィの仮説」については、坂野登『かくれた左利きと右脳』（青木書店、一九八二年）八七～九二ページを参照しました。
（12）「脳疾患からの失語症回復と左利き」については、J・ヘロン編（近藤喜代太郎、杉下守弘監訳）『左きき学――その脳と心のメカニズム』（西村書店、一九八三年）一八九ページ～一九九ページを参照しました。
（13）「利き手と言語障がい」については、八田武志『左対右　きき手大研究』（化学同人、二〇〇八年）一五〇～一五三ページを参照しました。
（14）「左利きと免疫疾患」については、八田武志『左ききの神経心理学』（医歯薬出版、一九九六年）六三～七五ページを参照しました。
（15）「左利きと性差」については八田武志『左ききの神経心理学』（医歯薬出版、一九九六年）四一～四三ページを参照しました。
（16）川上浩司『ごめんなさい、もしあなたがちょっとでも行き詰まりを感じているなら、不便をとり入れてみてはどうですか？――不便益という発想』（インプレス、二〇一七年）の一九〇ページで紹介されている「不便から得られる八つの益」を参考に、左利きが得られると考えられる不便益をリスト化しました。
（17）世界テニス四大大会制覇とオリンピック金メダルを一年で成し遂げる偉業のこと。
（18）「Left-handedness and time pressure in elite interactive ball games（対戦型球技におけるエリート

選手の時間的プレッシャーと左利き）」『Biology Letters』（The Royal Society が運営）、二〇一七年十一月二十二公開の学術研究記事
https://royalsocietypublishing.org/doi/10.1098/rsbl.2017.0446
二〇〇九年から二〇一四年までの各種対戦競技における上位一〇〇選手のリストアップとトップクラス選手の対戦内容（相手から放たれたボールへの反応速度やラケットとボールが接触する瞬間の時間）を分析しています。

（19）テニスデイリー編集部「右利きのナダルが左手でテニスをプレーする理由」『livedoor ニュース』二〇二〇年四月三日公開
https://news.livedoor.com/article/detail/18063953/

（20）『左利きニュース』（第一二号）左利き友の会、一九七二年

（21）「ひと」朝日新聞、一九九〇年一月二十六日

第五章

左利きの才人、偉人たち

一言で左利きといっても、左手を使う度合いは十人十色。そんな左利きの存在はグラデーションに満ちあふれた個性に彩られ、右利きにとっても魅惑的な話題が尽きません。そして不慮の事故で右手あるいは左手の自由を失った人の利き手をめぐる苦悩や創意工夫からも、利き手の左右を超えて生きる叡智《えいち》を学ぶことができます。

この章では左利きをめぐるエピソードを、コンピューター、芸術、スポーツ、皇室や王室といった分野から縦横無尽に追ってみます。

【製品の多様性を見出す左利きのイノベーター】

わたしたちをとりまく生活環境において不可欠な存在となったIT技術。パソコンやスマートフォンといったハードウェアだけでなく、アプリケーションやOSといったソフトウェアにいたるまで、人間による創造性の賜物《たまもの》であることはいうまでもありません。そこでIT分野におけるパイオニア的存在に着目すると、左利きおよび左利きの要素が強い両手利きが多いことに気づかされます。

マイクロソフトの創業者であるビル・ゲイツもそのひとり。一九九四年のこと。彼と同様に左手で文字を書いていたレオナルド・ダ・ヴィンチの手稿を、驚くなかれ、なんと三〇八〇万ドル（当時の日本円で約三〇億円）で落札しています。投資目的ではなく、《好奇心と想像力であれほどのことを成しとげたダ・ビンチに心底、惚れこんで》[1]の購入でしたが、右利きならば決して感じることのない「第六感」がゲイツの心を支配したのかもしれません。

さらに「ペンベースのコンピューター」の開発にまつわる、左利きならではのエピソードもあります。いわゆるペンタブレットを開発した当初、左手でペンを操作するゲイツの筆づかいを認識できなかったというのです。その理由は、開発チームのメンバー全員が右利きだったため、左利きのペンづかいを考慮していなかったことにありました。[2]

「Stay hungry. Stay foolish.（ハングリーであれ。愚か者であれ）」をはじめ数々の名言を残した、アップルコンピューター社の創設者スティーブ・ジョブズ周辺にも、利き手にまつわるコメントやエピソードが豊富にあります。たとえば雑誌取材のなかで《ぼくの知る限りでは、優秀なコンピューター技術者はほとんどが左利きだね。不思議だと思わないか》[3]と発言しています。

ちなみにジョブズは、自分自身は両手利きであると取材で答えていますが、アップルコンピューター社のパソコンは、早くからキーボードの左右どちら側にもマウスの装着口がついて、どちら側からも接続できるようになっていました。当時の開発陣には左利きのスタッフが多く存在していたようですが、商品化する過程においてユニバーサルデザインを考慮するうえでも、左利きは不可欠な存在である証左といえるでしょう。

【鍵盤をめぐる新たな左手の役割と可能性】

坂本龍一――左手が脇役であることに納得できなかった

世界的テクノポップバンド・YMOのメンバーであったことはもとより、バルセロナ五輪開会式で自ら作曲した「El Mar Mediterrani（地中海のテーマ）」を指揮し、高い芸術性と壮大なスケール感で会場を魅了した坂本龍一。二〇二三年三月二十八日に七十一歳で逝去しましたが、『左うでの夢』というタイトルのソロアルバムを発表したこともある左利きでした。

生前は自身の左利きについて熱く語ることが間々《まま》あった坂本。小学生の頃に出逢ったヨハン・セバスチャン・バッハの旋律が、のちの人格形成に大きな影響を与えたそうです。その旋律は他の作曲家のものとは異なり、左手と右手を対等に用いるもので、「自由」と「反権威」への意識を覚醒させるものだったのです。
「音楽家坂本龍一さん、未知の音探す苦しみの先（My Story）」と題された、二〇一八年九月二日付け日本経済新聞の特集記事からコメントをひいてみます。

《主役は右手ばかり。左手はいつも脇役に追いやられていた。僕は左利きだから、これが納得できなかった。「差別じゃないか」とか言ってね。かなり生意気な子どもでした》

バッハの楽曲は、複数の旋律を各々《おのおの》の独自性を保ちながら互いを調和させる対位法の集大成と評されます。坂本によれば、右手で奏《かな》でたメロディーが左手に移ったり形を変えて右手に戻る手法に対し、《バッハでは両方の手が同等に動き、旋律とハーモニーの境目もない。自由ってこういうことだ(4)》とのこと。ちなみにヨハン・セバスチャン・バッハ自身の利き手は左右どちらであったか定かでないものの、次男のカール・フィリップ・エマヌエル・バッハは左利きであったと伝えられています。生前は父親よりも有名で、クラヴィーア(5)演奏の巨匠として名を馳せており、当時の聴衆は左利きならではの音色と世界観を感じとっていたことでしょう。

グレン・グールド――左利きであったことが唯一無二の演奏スタイルをつくった

「左利き」と「バッハ」とのつながりでいえば、坂本龍一が敬愛したピアニストであり作曲家でもあったグレン・グールドを抜きにしては語れません。バッハがチェンバロ演奏のために作曲した『ゴルトベルク変奏曲』を、ポリフォニックかつ躍動感あふれる独自のアレンジで録音したデビューアルバムは、禁欲的な音楽とされていたバッハの新たな解釈と演奏スタイルの新たな可能性を見出した珠玉の一枚。一九五六年にアメリカのコロンビアレコードよりリリースされるやいなや、クラシックでありながらも全米チャート一位を獲得し、二十世紀を代表するピアニストとしても広く認知されていました。

グールドといえば、真夏でもコートをはおり、手袋をはめ、演奏前には湯に手をつけて温め、演奏では父親お手製の背の低い折り畳みイスを愛用し、演奏と同時にハミング……。そんなユニークさをもつ彼ですが、左手のアルペジオが正確であったことやバッハに代表される対位法の曲の場合は左利きが有利となったことなど、左利きであることが唯一無二の演奏スタイルを確立する大きな要因であったという、音楽家・原摩利彦《まりひこ》の指摘があります。(6) 一音一音の粒立ちがすばらしく、左右の手の指に独自性をもち、さらには対位法への執拗な傾倒においても、左利きであったからこそ得られた才能と称えられるべきものです。

ビル・エヴァンス――左手の演奏が未知の旋律を生んだ

そして坂本龍一が最愛のジャズピアニストとして挙げたビル・エヴァンスも、左利き。代表作のひとつであるアルバム『Explorations』のジャケット裏面には、自身が左手にペンを持ち採譜をしているフォトショットが見られます（写真5-1）。グレン・グールドとほぼ同時代に活動し、当時のジャズ界においては白人という稀有な存在でした（アフリカ系ミュージシャンが大半でした）。クラシックの素養もあいまって、他に類を見ないリリカルかつメランコリックなハーモニーが、聴く者に愛《いと》おしさすら与えてくれます。

そんな彼の演奏を独自の境地にいたらしめた特徴として、多くの音楽家や評論家が指摘するのは、創造性あふれる左手の使い方です。右手でメロディ、左手でコードワークという従来のフォーマットに束縛されず、たとえば、二声(7)に分かれた左手の押鍵《おうけん》や、比類なき洗練に裏打ちされたルートレスヴォイシング(8)によって、一聴すればビル・エヴァンスとわかる世界観がつくられ、聴く者を魅了するのです。

右手に対してカウンターメロディーを形成しつつも、さまざまな技法を右手とともに織り

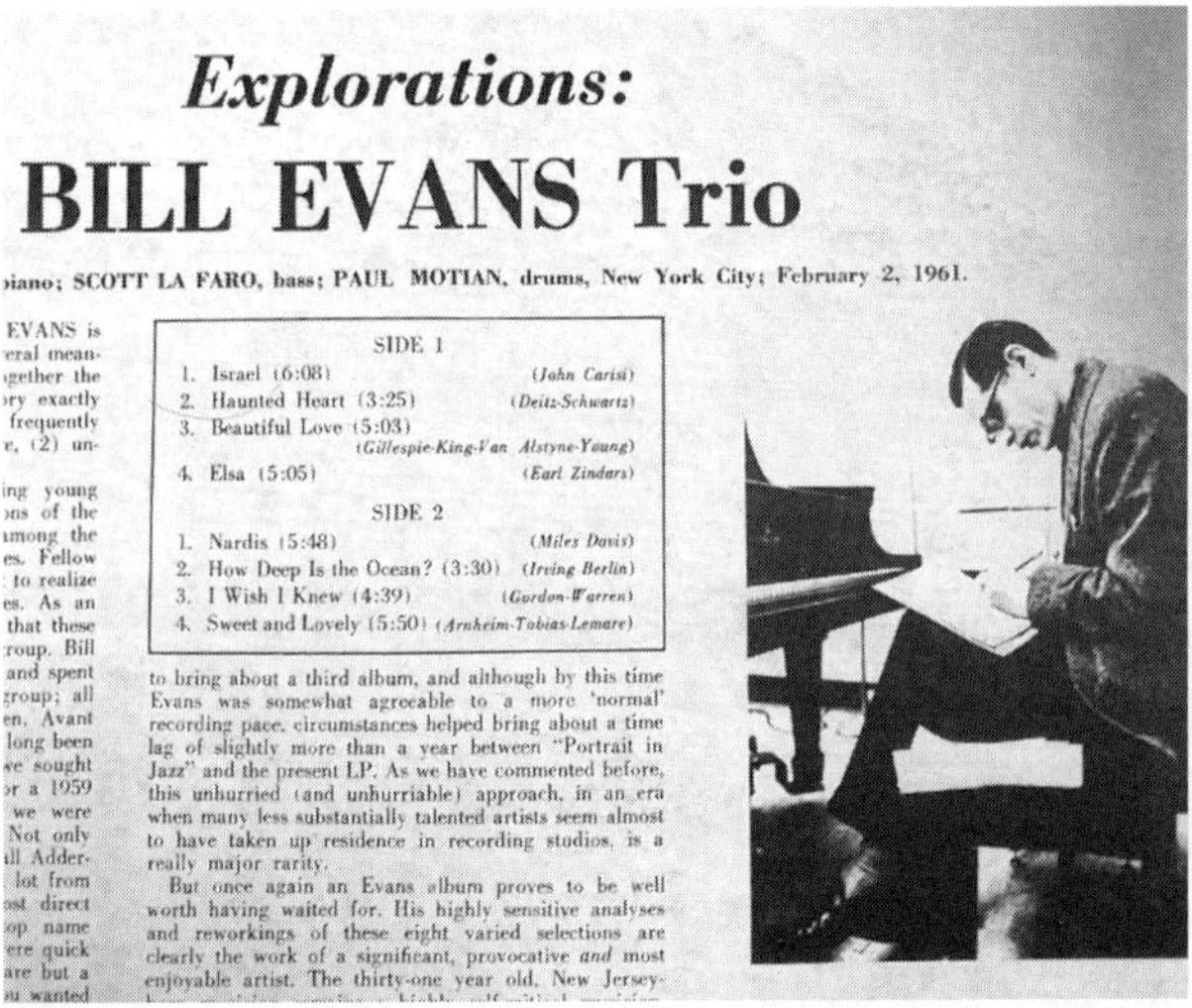

Explorations:
BILL EVANS Trio
piano; SCOTT LA FARO, bass; PAUL MOTIAN, drums, New York City; February 2, 1961.
SIDE 1
1. Israel (6:08) (John Carisi)
2. Haunted Heart (3:25) (Deitz-Schwartz)
3. Beautiful Love (5:03) (Gillespie-King-Van Alstyne-Young)
4. Elsa (5:05) (Earl Zindars)
SIDE 2
1. Nardis (5:48) (Miles Davis)
2. How Deep Is the Ocean? (3:30) (Irving Berlin)
3. I Wish I Knew (4:39) (Gordon-Warren)
4. Sweet and Lovely (5:50) (Arnheim-Tobias-Lemare)
to bring about a third album, and although by this time Evans was somewhat agreeable to a more 'normal' recording pace, circumstances helped bring about a time lag of slightly more than a year between "Portrait in Jazz" and the present LP. As we have commented before, this unhurried (and unhurriable) approach, in an era when many less substantially talented artists seem almost to have taken up residence in recording studios, is a really major rarity.
But once again an Evans album proves to be well worth having waited for. His highly sensitive analyses and reworkings of these eight varied selections are clearly the work of a significant, provocative and most enjoyable artist. The thirty-one year old, New Jersey-

写真5-1　左手で採譜するビル・エヴァンス（大路所蔵のレコードより）

なすことで未知の音色へと発展させる左手。鍵盤における左手と右手の弁証法とは、まさに左利きのピアニストこそ実感しやすい境地ともいえます。

ちなみに坂本龍一やグレン・グールドのようにバッハでビル・エヴァンスをひもとけば、フルートの名曲「シチリアーノ」をモチーフとした「ヴァルス（Valse）」[9]にたどり着きます。オーケストラを音の借景にしつつ、バッハの原曲がインプロビゼーション（即興演奏）によって陰影に富んだバラードへと変化《へんげ》する様は、彼の左手が醸《かも》し出す独創性あふれるアプローチに耳を傾けてこそ味わい深いものがあります。

余談：上原ひろみ――左手だけの演奏を披露

もう一人、「バッハ」そして「左手」とつながりのあるジャズピアニストとして上原ひろみの存在も外せません。シリーズ累計一〇〇〇万部を突破したジャズ漫画『ＢＬＵＥ　ＧＩＡＮＴ』のアニメーション映画版では、ピアニストが右手が使えず左手だけで演奏するシーンで、音楽を担当した上原自身が左手だけで演奏しています。収録当時の様子については脚本担当者いわく《かっこいいを通り越して、人間業とは思えない演奏でした[10]》。

インタビューでよく練習する曲を訊《たず》ねられ、バッハが好きでよく弾くと語る右利きの上原ひろみ。「カレイドスコープ」という自身の楽曲についても、バッハへの敬意を捧げるようなコメントを残しています。

《こっちの人（左手）はずっと淡々とビートを刻んでいるだけなので。もともとピアニストって左手でベースを弾いたりすることが多いですよね、右手に沿うように弾くようなベースがほとんどで。アカンパニーするというか、伴奏者的な役割。でも、伴奏者じゃなくて、ずっと右手に反応することなく、左手が存在するっていうチャレンジが「カ

レイドスコープ」ではありました[11]》

【左利きの文壇】

夏目漱石――「坊っちゃん」は左利き

右脳型人間というレッテル貼りが先行し、文学的な素養とは縁遠いというイメージで捉えられがちな左利き。だからといって左利きは文才が欠如しているわけではありません。国の内外を問わず誰もが耳目に触れる文豪のなかに、左利きないしは左利きと目される人物は確かに存在するのです。

日本における左利きと目される文豪の一人目は夏目漱石。後述する正岡子規と唯一無二の親友であったことはつとに知られていますが、「似たもの同士」の共通項が「左利き[12]」。漱石が左利きである確証となる写真などの有無はさておき、愛媛県松山での教師生活をモチーフにした小説『坊っちゃん』の冒頭に注目してみます。

《親類のものから西洋製のナイフを貰って奇麗な刃を日に翳《かざ》して、友だちに見せていたら、一人が光る事は光るが切れそうもないといった。切れぬ事があるか、何でも切って見せると受け合った。そんなら君の指を切って見ろと注文したから、何だ指位この通りだと右の手の親指の甲をはすに切り込んだ。幸《さいわい》ナイフが小さいのと、親指の骨が堅かったので、今だに親指は手に付いている。しかし創痕《きずあと》は死ぬまで消えぬ》

（夏目漱石『坊っちゃん』一九〇六〔明治三十九〕年より）

主人公のモデルは同僚の教師・弘中又一とする説があるものの、「右の手の親指の甲をはすに切り込んだ」という一文から、主人公は左手でナイフを持っていたことが窺い知れます。こうした小説の一シーンをもって漱石の左利きを確証できるものではないものの、未完の遺作となった『明暗』に登場する少女も左利きとして描かれているのでひいてみます。

《お延のすぐ前に坐っていた十四になる妹娘の百合子は左利なので、左の手に軽い小さな象牙製の双眼鏡を持ったまま、その肱を、赤い布で裹《つつ》んだ手摺の上に載せながら、後

をふり返った》

（夏目漱石『明暗』一九一六〔大正五〕年より）

はたして漱石の利き手は左右どちらだったのでしょうか。謎は深まるばかりですが、以前から日本における左利きの偉人として紹介される文豪であることは確かです。

正岡子規――学校に弁当を持っていかなくなった理由とは

明治を代表する二人目の左利き文学者は、漱石の親友であった正岡子規。俳句雑誌『ホトトギス』を創刊した同郷の友人・柳原極堂《やなぎはらきよくどう》が著《あらわ》した『友人子規』によれば、幼少期は左利きだったものの、箸や筆記具は右手で持つように矯正されたことが記されています。柳原による子規の回顧録から少し長くなりますがひいてみます。

《子規は幼少の時から左利きで、左手で食事をするため外祖父觀山にきびしく戒められたこともあり、學校へ辨當《べんとう》を持ち行くと教師から注意され、辨當は右手で食べよと八釜《やかま》しく言はるゝので遂には學校へ辨當を携帯せぬことになつてしまつた。右手で食事をするやうになつたのはズット後年のことであると母堂の談に出てゐる。「筆まかせ」のうち「右手左手」と題するものを見れば「右手にて文字を書くこと巧になれば左手にて書くことも其《その》割合に發達するものなり」と自己が左書きに自信ある其體驗を語つてをり、明治二十二年五月喀血《かつけつ》せし後、大原恒徳に書を送つてその状況を報ぜしもの、内に「右の肺がわるき故何をするも左手をつかふは眞の杞憂にして苦痛のわけには無之候」と其左書きにしてゐる言譯を言つてゐる(13)》

現代語として要約すればおおよそ次のとおり――母方の祖父が左手で食事することを戒めただけでなく、学校では左手で弁当を食べると教師に注意されるため、ついには弁当を持っていかなくなってしまった。「右手で食事ができるようになったのは後のこと」とは、子規の実母談。若き日に書き綴った『筆まかせ』に収録されている「右手左手」には、「右手でも左手でも同じようにうまく書ける」と自信を持って体験を語るだけでなく、喀血で右の肺を悪くしたため何事にも左手を使うことに苦労はなく、文字も左手で書いていると理由を言っている――そう柳原は子規の左利きを述懐していました。

ちなみに子規はさまざまな野球用語を翻訳したことでも知られますが、選手としてプレーするときは左投げであったと伝えられています。

さらに子規は同い年の漱石と深い友情で結ばれていましたが、文才だけでなく、やはりお互い左利きであったことで共感しあっていたと推察したくもなります。

石原慎太郎――目をパチパチさせるチック症状の原因

そして左手で字を書く小説家といえば、政治家としても長らく東京都知事を務めた石原慎太郎です。彼の書字にまつわるエピソードも外せません。一橋大学に在学中、のちに芥川賞作品となる「太陽の季節」を文学界新人賞へ応募するにあたり「書くのはわずか二日ですんだ」ものの、《なにしろ左利きのための無類の悪筆なので、清書には三日かけて投函《とうかん》した》とは、本人の弁[14]。

文壇では無類の悪筆で知られた石原ですが、生前、目をパチパチさせる独特なチック症状については、《学校の習字の授業で、左手で書いていると先生にムチでパーンと叩かれた[15]》ことが原因でした。チックについてはその多くが成人するまでに消失したり改善するといわれていますが、石原のように成人してからも残る人もいれば、ストレスや環境の変化が原因で再発したり悪化することもあります。

そして脳科学的な関心事としては、晩年、脳梗塞により後遺症が残った際、利き手である左手が麻痺《まひ》し、ひらがなを忘れて使えなくなったことです[16]。障がいが残ったのは左手なので脳梗塞が発症したのは「右脳」ですが、注目すべきは失語症も併発したことです。左利きについては言語を司る中枢が多くの人の場合「左脳」、人によっては「右脳」ないしは「左脳」と「右脳」の両方にまたがるケースがあります（第四章参照）。石原においては「右脳」に言語を司る中枢が存在したことを示唆しています。

ここでは日本の小説家・俳人三人を紹介するにとどめますが、国外においても、ゲーテやハインリッヒ・ハイネ、クリスチャン・アンデルセン、ルイス・キャロル、そして哲学者ではありますがフリードリヒ・ニーチェなどが左利きであったと伝えられています。

【左利きとしての才能を見抜いていた指導者の「先見の明」】

「神の左」と称される左ストレートで世界バンタム級王者に輝き、一二度にわたる防衛に成功した山中慎介。少年時代に打ち込んでいた野球では「右投げ・右打ち」でしたが、小さい頃から筆記具や箸は左手で持っていたそうです。

日常生活においては左利きなれど野球では右投げという「クロスドミナンス（混合利き）」。野球のボール投げで培った右腕の力を発揮すべく、高校ボクシングの名門・南京都高校（現京都廣学館《こうがくかん》高校）に入学する前から、サンドバックに向かう自宅での練習では右ストレートを磨いていたそうです。

そんな山中に転機が訪れたのは、入部したボクシング部の指導者が命じた「サウスポー転向」でした。ボクシング部監督の武元前川《たけもとまえかわ》が山中の動きを察知して判断したそうですが、部活動以外での日常生活もつぶさに観察していたからでしょう。山中は当初サウスポー転向に納得がいかず、監督の目を盗んでは右構えで練習するものの、叱られて仕方なく受け入れたそうです。そして、高校卒業から十年後、「世界の頂点」を勝ち取ることができたのです。

山中だけでなく、同校はロンドンオリンピックの金メダリストにしてWBA世界ミドル級王者にも輝いた村田諒《りょう》太《た》を輩出。まさにアマチュアボクシング界の名指導者だった武元ですが、早くから「戦略としてのサウスポー」に活路を見出していたに違いありません。入部してきた一年生を身長順に並ばせ、背の低い方から数人のところで区切り、右利きの選手である彼らをサウスポーとして養成したという逸話もあります。

《僕を左にしてもらったのは武元先生。左でなければ、あのパンチは当てられなかったと思う[17]》

引退後に語られたという山中の一言に、指導者の「先見の明」への感謝が込められています。

【日本の皇室とイギリスの王室の左利き事情】

皇室ただおひとりの左利き

《字を書く時には、顔を紙に近づけ、ひじをあげぎみに、ペンを立てられます。少しぎこちない姿こそが、佳子さまの「素」を現しているというと、驚く人も多いかもしれま

せん》[18]

皇嗣《こうし》職関係者が語った秋篠宮家の次女・佳子さまの気になる仕草。このコメントだけなら筆記具を持つ佳子さまをイメージしづらいですし、どうして驚く人が多いのか疑問に感じる人も少なくないでしょう。

その真相はこのコメントの直前に記されていました。《実は、佳子さまが左利きであることはあまり知られていない。現在の皇室ではただひとりのレフティーだ》と。報道写真を追ってみますと、確かに左手で筆記具を持ち文字を書いています。

皇室では唯一の左利きであるという佳子さまですが、真偽の程はさておき、明治天皇が左利きであったとする説があります[19]。さらに佳子さまからみれば遠縁にあたりますが、明治天皇の女系の玄孫《やしやご》にあたる旧竹田宮家出身の竹田恒泰も左利き。自身の著書『日本の礼儀作法――宮家のおしえ』（マガジンハウス、二〇一五年）のなかで、幼少時の思い出をこう綴っています。

《箸の持ち方と上げ下げも、厳しく仕込まれたことは言うまでもない。ただし、弟と妹の左利きは矯正されたが、私の左利きは、何度矯正しても直らなかったという。矯正しようとしたところ、吃音症になり、専門家と相談して慌てて矯正を断念したという。その後も小学校低学年ころまで続いたが、高学年ごろから言語障害もなく話せるようになった[20]》

箸だけでなく筆記具も左手に持っていることから左利き度の高さが窺い知れますが、なんと自身のYouTubeチャンネル動画では左手に箸を持ち食事作法をレクチャーしています。左箸はマナー違反でないことを身をもって示すもので、礼儀作法における左利き擁護の啓蒙家として今後の動向に注目です。

イギリスの王室――エリザベス女王はじめ左利きがずらり

日本の皇室において左利きは稀有の存在であることを確認しましたが、まさに対照的ともいえるのがイギリスの王室。新しい世代から左利きをさかのぼってみますと、まず一人目はウィリアム皇太子。左手で書面にサインする姿を多くのメディアが紹介しています。

二人目は、左利きと断言できないものの、チャールズ国王。九歳の頃左手でテニスラケットを持つ姿が一枚の写真として残されているものの、[21]筆記具については、日本のみならず当時のイギリスでも当然のごとく右手で持つよう指導されており、彼も例外ではなかったようです。そのため公《おおやけ》の場では判断できかねるものの、左利きの要素を持った国王であるといえます。

そして三人目はエリザベス女王。この時点で三代続いて国家元首および継承順位一位が左利きということになりますが、イギリスでは王位だけでなく左利きの遺伝子も長らく継承されてきました。エリザベス女王の父であるジョージ六世は、父親による厳格な利き手の矯正を受けた国王として知られています。そのせいで多感な時期のみならず、三十代前半になっても、治療士との心温まる交流がはじまるまで重度の吃音に悩まされていました。驚くなかれ、父親から受けた左利き封じの体罰とは《食事の際には左手に長い紐を付けられ、左手を使うと父がその紐を引っ張り上げた[22]》という、陰湿極まるものだったのです。そんな不遇の時期を過ごした国王と結婚したエリザベス王妃もまた、奇遇にも左利きでした。

四人目のジョージ六世そして五人目のエリザベス王妃に続き、左利きの遺伝子的要素を持つ人物の六人目は、ジョージ六世の曽祖母にあたるヴィクトリア女王です。七つの海を支配し太陽が沈むことがないと称えられた大英帝国の最盛期の君主については、両手利きであっ

たと伝えられています。(23)

十九世紀以降だけでも左利きの遺伝子的要素の強い人物の名が六人も連なるイギリスの王室ですが、さらに時代を十八世紀あるいは十七世紀までさかのぼると、ジョージ一世そしてジョージ二世までもが左利きであったとする説があります。

【後天的に右手の自由を失った人たち】

古代ローマ時代の英雄スカエウォラ

人類史における最古の左利きの英雄と目され、古代ローマ時代の伝説的人物として語り継がれるガイウス・ムキウス・スカエウォラ。彼はローマを攻略しようとしたエトルリア王のポルセンナ暗殺を試みたものの、王と同じような身なりの書記官を誤って殺害した後に捕らえられ、火あぶりの刑に処される運命でした。ここでムキウスは驚くべき行動に出ます。ポルセンナに対して許しを乞うのではなく、拷問用の松明《たいまつ》を右手に押し当て使えなくなるまで焼き焦がしたのです。

利き手である右手を封じることで自ら刑に処したムキウス。その勇敢な行為はポルセンナの心を動かし、身柄を解放するだけでなく、ローマとの和平を結ぶにいたりました。ちなみにガイウス・ムキウス・スカエウォラの「スカエウォラ」とは、ラテン語で「左利き」を意味します。彼の子孫も敬意を込めてスカエウォラと呼ばれていたそうで、後天的とはいえ「左利きの英雄」を後世に知らせるに十分な存在であるといえます。

右手が使えなくなったピアニスト

ムキウスがとった自発的贖罪はさておき、不慮の事故や病気で右手の自由を失い、後天的に左手を利き手として使わざるを得なくなる人は少なくありません。そうした運命が訪れた人のなかには人生に絶望した人もいたでしょうが、逆に右手の自由を失うことで、むしろ左手だけの新境地を切り開いた音楽家の存在は生きる希望を与えてくれます。

第一次世界大戦での戦傷のため右手の切断を余儀なくされた、ピアニストのパウル・ウィトゲンシュタイン(24)は、その一人。残された左手を演奏活動に捧げようと思うあまり、モーリス・ラヴェルやセルゲイ・プロコフィエフ、リヒャルト・シュトラウス、ベンジャミン・ブリテンらに、左手のための作品を委嘱《いしょく》するにいたったのです。そんなウィトゲンシュタインの思いに応えるべく彼らが作曲した「左手のためのピアノ協奏曲」は、いずれも高度なテクニックを要しました。とりわけラヴェルの「協奏曲ニ長調（左手のための）」にいたっては、作曲を依頼したウィトゲンシュタイン自身がマスターできないほど難解極まるものでした。

それもそのはず。ラヴェル自筆の楽譜には《この曲は左手でどこまで可能かを示すというより、左ききの汚名に悩む手のために、どこまでやってやれるかを明らかにするためである[25]》と書かれていたというのですから。

この曲が完成した一九三〇年は、まだまだ西洋社会においても左利きを矯正しようとする風潮が強かった時代です。「左利きと右利きの相互理解を深めて育む共感力と人間愛」（日本左利き協会の理念・第六章参照）に満ちたラヴェルの挑戦こそ、左利きを擁護する象徴として賞賛すべきです。

「左手のピアニスト」といえば、日本とフィンランドを拠点とする舘野《たての》泉《いずみ》の存在も外せません。二〇〇二年、フィンランドでの公演で演奏を終えた直後に脳溢血《のういっけつ》を起こして舞台で倒れ、以後、右手の自由を失ったものの、二年半後には「左手のピアニスト」として復帰。

そのきっかけは、舘野の長男がフランク・ブリッジ作曲「左手のための三つのインプロヴィゼーション」の楽譜を見つけてくれたことでした。第一次世界大戦で右腕を失ったピアニストの友人にブリッジが捧げた作品で、弾いてみるやいなや《あ、これで音楽ができる。手が一本でも二本でも関係ない、これでやっていけばいいんだ[26]》と直感したそうです。

以後、左手のみで演奏するための曲を間宮芳生《みちお》をはじめ多くの作曲家に委嘱したところ、今はその数が一〇〇を超えたそうです。こうした夥《おびただ》しい数の「左手のための曲」が作られる背景には、舘野自身が設立した「左手の文庫（募金）」というハンディを持つ音楽家のための支援活動があります[27]。

右手の自由を失った才能ある音楽家への福音であるとともに、利き手の左右に関係なく左手だからこそ切り開くことができる音楽の可能性のためにも、さらなる支援が期待されます。

【左利きとも伝えられる両手利きの剣術と芸術】

宮本武蔵の「二天一流」の難しさ

人類の歴史において伝説的にその存在が語り継がれてきた「両手利き」。いずれも人並み外れた「術」に長けた人物の名が連なりますが、日本における筆頭格として誰もが想像するのは宮本武蔵でしょう。

右手に太刀、左手に小太刀の二刀を用いる二天一流《にてんいちりゅう》という兵法を確立した宮本武蔵。佐々木小次郎との決闘や六〇戦無敗など最強伝説に彩られた人生でしたが、いわゆる二刀流を極めたのは齢《よわい》五十をすぎてから。死の直前まで執筆した『五輪書』に奥義を包み隠さず遺していますが、なかでも――

《両手に物を持つ事、左右共《とも》に自由には叶《かな》ひがたし(28)》

という一文を読む限り、両手で握る太刀を片手で持つには並々ならぬ努力が必要であるだけでなく、左右の手に持った刀を自由自在に操ることは容易《たやす》くないと戒めてもいます。

ちなみに、加藤弘之が提唱した「左手教練説」（第三章参照）に対し医学的見地から鋭く異論を唱えた大澤健二は、歴史的英雄として名を馳せた宮本武蔵についてこう語りました。

《武蔵は両刀使いの名手として知られるものの、誰もが同じようになれたならば、封建時代には多くの両刀使いが現れていたことでしょう。武蔵は生まれつき左利きだったものの右手を使わざるをえず、ついに左右どちらの手も器用に使えるようになったと考えられます(29)》と。

レオナルド・ダ・ヴィンチの鏡文字

新橋・横浜間に日本初の鉄道が開通してから五年後の一八七七（明治十）年、その車窓から貝殻が積み重なる崖《がけ》を発見した、エドワード・モース。その崖は「大森貝塚」あるいは「モース貝塚」とも称されていますが、モース自身は、お雇い教師として来日した動物学者でした。日本では主に進化論にかんする講義や講演を引き受けていたようですが、彼の講義スタイルは独特の個性に満ちあふれていました。

なんと両手にチョークを持ち絵を描きながら説明するため、わかりやすく好評で大人気だったそうです。そんなモースを創設したばかりの東京大学へ招聘《しょうへい》した人物のひとりに、加藤弘之の名も。当時の知識人たちの多くは、両手を器用に使って講義するモースに、理想の人間像として敬意を払っていたことでしょう。

さらに海を越えるだけでなく時代もさかのぼると、十五世紀から十六世紀のフィレンツェ共和国（現在のイタリア）で隆盛を極めたルネサンス期の偉大な芸術家も、両手利きであったと伝えられています。レオナルド・ダ・ヴィンチとミケランジェロ・ブオナローティの二人です。

世界で最も有名な絵画と賞賛される「モナ・リザ」を描いた芸術家としての顔だけでなく、科学的な創造力にも長け、発見の数々をドローイングと文字で遺《のこ》していますが、特筆すべきは手記の多くが「鏡文字」で書かれていたことです。鏡文字の謎をめぐっては諸説あり、「他人にアイデアを悟られぬよう暗号化するため」「当時の最先端技術であった活版印刷に対応させるため」「自身の備忘録として左手で書きやすい鏡文字を右から左へと綴っていたため」などが理由として挙げられます。

ちなみに、最初期の絵画に書かれた文字を分析した研究では、ダ・ヴィンチが両手利きであったとの見解が示されています。没後五百周年にして新たな発見がありました。絵のなかに記された文字は右から左へと鏡文字による左手で書かれ、絵の裏側に入った文字は左から右へ右手で書かれていたのです。いずれもダ・ヴィンチの真筆であることが判明しています。

ピエトレ・ドゥーレ国立修復研究所のチェチーリア・フロジニーニいわく《（ダ・ヴィンチは）左利きで生まれたが、幼いころに右手も使用するように教育された》ものの《彼が右手を使用して書いた文字は洗練され、きれいな形だ[30]》。ダ・ヴィンチにとって、美しさについては右手に劣るものの、左手での筆記こそ一般的な教育の概念では推《お》しはかれない創造の源泉だったことでしょう。

もうひとり、両手利き芸術家としてミケランジェロ・ブオナローティを無視することはできません。ローマ教皇の住居・バチカン宮殿にあるシスティーナ礼拝堂の天井画は、四年の歳月をかけてミケランジェロが手がけたルネサンス期を代表する芸術作品。弟子の筆致に満足できず、周辺部を含めた合計一〇〇〇平方メートルを一人で描きあげましたが、制作にあたり左手と右手で巧みに描くことができたと伝えられています。高い天井には物理的にも制約が多いため、神から授けられた能力の対称性の象徴こそミケランジェロの両手利きだったことでしょう。

【注釈】

（1）『『コンピューターの天才』が買ったダ・ビンチ――30億円を投じたビル・ゲイツの執念』『FOCUS』一九九四年十一月三十日号、四八～四九ページ
（2）ビル・ゲイツ（西和彦訳）『ビル・ゲイツ　未来を語る』アスキー、一九九五年、一三九ページ
（3）「優秀なコンピューター技術者はすべて左利きだという話」『サンデー毎日』一九八四年六月二十九日号、四七ページ
（4）「日曜に想う　坂本龍一さん 芸術に『他人』なし」朝日新聞、二〇二三年四月二十三日朝刊
（5）ドイツ語で「鍵盤楽器」を意味しますが、当時はクラヴィーアはピアノではなくチェンバロやクラヴィコードが主流でした。
（6）「なぜ人はグレン・グールドに惹かれるのか。音楽家・原摩利彦が解説」『ＢＲＵＴＵＳ』No.916、二〇二〇年六月一日号、三六～三九ページ
（7）メロディーを二つのパートに分けて演奏すること。
（8）その名の通り各コードのルート（基音）を省略したヴォイシング（コードの音の重ね方）のこと。
（9）アルバム『ＷＩＴＨ　ＳＹＭＰＨＯＮＹ　ＯＲＣＨＥＳＴＲＡ』の二曲目に収録。
（10）『『ＢＬＵＥ　ＧＩＡＮＴ』スペシャル対談、原作・石塚真一氏×映画脚本・南波永人氏『ジャズの可

能性を感じるんです』」『NEWSポストセブン』二〇二三年三月十五日公開記事
https://www.news-postseven.com/archives/20230315_1847909.html
(11)「上原ひろみが明かす、比類なきピアニストの演奏論『めざしたのは音色の豊かさ』」『Rolling Stone Japan』WEBサイト、二〇一九年九月十七日公開記事
https://rollingstonejapan.com/articles/detail/31953/2/1/1
(12)山崎光夫『胃弱・癇癪・夏目漱石――持病で読み解く文士の生涯』講談社、二〇一八年、九三〜九四ページ
(13)柳原極堂『友人子規』前田出版社、一九四三(昭和十八)年、五五〜五六ページ
(14)「石原慎太郎氏、悼む声――『太陽の季節』2日で執筆、肉体派ならではの『生と死』。」日本経済新聞、二〇二二年二月二日夕刊
(15)大朏博善《おおつきひろよし》「虐げられる左派　聖書の時代からつづくイジメの歴史を乗りこえて左利きは起きあがれ！」『オール讀物』一九八八年十二月号、二五二ページ
(16)「石原・浜渦『逃げ恥』を許したおバカ都議」『週刊文春』二〇一七年三月三十日号、二八〜三〇ページ
(17)後藤創平『遺されたもの――南京都高校ボクシング部の物語』ブレーンセンター、二〇二一年、一九一ページ
(18)「《眞子さまと衣装やポーズを考える》佳子さま26歳　姉より〝目立つ〟ことを選んだわけとは」『文春オンライン』二〇二〇年十二月二十九日公開記事
https://bunshun.jp/articles/-/42637

（19）加治将一、出口汪『日本人が知っておくべきこの国根幹の重大な歴史』ヒカルランド、二〇一五年、一四五ページ
（20）竹田恒泰『日本の礼儀作法――宮家のおしえ』マガジンハウス、二〇一五年、九～一〇ページ
（21）「The Left-Handed Prince: Charles Heir To The British Throne Is A Role Model For Lefties Everywhere（左利きの皇太子――英国王位継承者チャールズは世界中の左利きの模範となる）」『Historic Cornwall』二〇二一年十一月十七日公開
https://www.historic-cornwall.org.uk/the-left-handed-prince-charles-heir-to-the-british-throne-is-a-role-model-for-lefties-everywhere/
（22）小林恭子「映画『英国王のスピーチ』で注目　ジョージ6世の人生とは」『英国ニュースダイジェスト』二〇一一年九月二十六日公開
http://www.news-digest.co.uk/news/archive/in-depth/7677-king-george-vi.html
（23）マイケル・バーズリー（西山浅次郎訳）『右きき世界と左きき人間』産学社、一九七二年、二〇五～二〇六ページ
（24）論理学者ルードウィッヒ・ウィトゲンシュタインの兄。
（25）マイケル・バーズリー（西山浅次郎訳）『左ききの本』産学社、一九七三年、二一九ページ
（26）文化出版局編『生きるみちしるべ』文化出版局、二〇二一年、一八九ページ
（27）詳細は舘野泉オフィシャルサイトで確認できます。
https://izumi-tateno.com/
（28）宮本武蔵（渡辺一郎校注）『五輪書』（岩波文庫）岩波書店、一九八五年、二七ページ

（29）大澤謙二「右利きと左利き」（『東京學士會院雑誌』第二二編第六号、一九〇〇〔明治三十三〕年、二八五～三一七ページ）に掲載された講演の一部を現代文に改め要約しています。
（30）「【電子版】レオナルド・ダビンチ、実は両利きだった　伊美術館が発表」日刊工業新聞、二〇一九年四月十一日公開
https://www.nikkan.co.jp/articles/view/512979

第六章

「右利き社会」から「左利きにやさしい社会」づくりへ

読んで納得するのではなく、読んではじまる——利き手をめぐる左利きと右利きの相互理解。その過程のなかで「実感をともなった共感力」を育み、さらには広く人間愛へと高めたい。「施しをするときは、右の手のすることを左の手に知らせてはならない」という聖書の有名な一節については「第二章」で触れましたが、利き手については明るい未来への施しを左手と右手で大いに分かち合いたいものです。

この章では左利きのみならず右利きとも共創して取り組むべき課題を紹介します。

【右利き社会に気づく】

左利きへの共感を示した米津玄師

二〇一八年二月にリリースされ、YouTube の音楽再生数ランキングにおいて八億回再生を突破し（二〇二三年三月二十九日）、歴史的ロングヒット曲となった「Ｌｅｍｏｎ」[1]。作詞・作曲を手がけたのはシンガーソングライターの米津玄師《よねづけんし》ですが、音楽制作で大事にしたい心がまえを語るなかで「左利き」の存在について触れています。

最終章をはじめるにあたり、二〇二一年の元旦に掲載された朝日新聞の特集記事をひいてみます。

《米津玄師　「（前略）自分としては、マイノリティー側の人間として音楽を作ってきました。それが『大きなもの』になっていった。今、自分は、どちらにも属していない（多数派と少数派の）『間』にいるような感覚はあります。そんな中で、ここ最近は、自分が思っている普遍性というものを、もう少し見つめ直したほうがいいなと思うようになってきました」

記者　「『普遍性を持つ』というのは、『多数に届く』ということです。何が問題ですか」

米津玄師　「普遍性があればあるほど、何かを取りこぼす可能性もあるわけです。広く大きくなればなるほど、そこからはじき出された人間というものの色が大きくなっていく。例えば、今の社会は、右利きの人の数が多いから、左利きの人を無視したデザインになっている。それは音楽においても同じです。そうした取りこぼしていくものに対し

て、どれだけ自己批判を絶やさずにいられるかというのが、これからの制作において大事ではないかと思います（後略）(2)」》

「一年の計は元旦にあり」といいますが、左利きにとって、まさに煌々《こうこう》と輝く初日の出のような希望を感じる「ありがたい」メッセージです。また米津は、この記事に先立ちテレビの報道番組でのインタビュー(3)でも——

《「（自分は）右利きなんですけど、左利きの人の話を聞くと些細《ささい》なね、はさみがうまく持てないだとかそういうところで、ほんの少しずつ見放されてきたんですよね」》

と、左利きが置かれている些細な悩みに共感しつつ、創作活動における自身の新しい視座について力強く吐露しています。

社会的包摂は音楽の創造に不可欠

さらに米津は「普遍性があればあるほど、何かを取りこぼす可能性もあるわけです」と

「普遍性」そのものを疑問視しています。ちなみに「普遍性」とは《すべての場合にあてはまる可能性。一般性》[4]を意味しますが、利き手についての「普遍性」とは「人類の長い歴史のなかで、右利きは多数派であり、左利きは少数派である」こと。さらに「生活環境や社会インフラを含めた身の回りの道具や設備、そして人々の意識やライフスタイルまでもが、右利き優位のデザイン」であることを含むといっても過言ではありません。

こうした「普遍性」が「広く大きくなればなるほど、そこからはじき出された人間というものの色が大きくなっていく」現代社会。つまり、地球上の人口増大だけでなく、人間の生活環境や社会インフラ、そして情報メディアの多様化などにより、かつてないほど左利きの存在や右利き優位の社会での問題がクローズアップされているといえます。

このインタビューで米津は、マイノリティとしての左利きを引き合いに出しながら、音楽制作において「取りこぼしていくもの」への自己批判を絶やさず大事にしたいと力説。さらに「政治を含めさまざまな二項対立による分断が避けて通れない、こぼれ落ちるもの、見逃されてしまうものをすくい取って音楽の制作で還元したい」と、今後の抱負を語っています。いわばソーシャル・インクルージョン（社会的包摂）や多様性への理解が音楽創造に不可欠という米津の持論こそ、左利きの未来を考え創造するうえで大きな励みになるといっても過言ではありません。

なぜなら、米津玄師が「右利き」だからです。いくら左利きが声高に異議申し立てばかりしても、圧倒的に数の多い右利きからの共感や理解が得られなければ、右利き優位の社会に変化は訪れません。米津のような右利きの共感者がひとりでも多く増えていくことこそ大事なのです。

あらためて確認します。利き手をめぐる「普遍性」とは、左利きが少数派で右利きが多数派であることと、それゆえに右利き優位の社会が続いていることです。そもそも左利きと右利きの人口比は人為的に操れるものではありませんし、時代によって強弱があったとはいえ、右利き優位の社会は長い人類の歴史のなかで定着してきたものなのです。それゆえ「普遍性」とは人智を超えたコペルニクス的転回がない限り、一朝一夕《いっちょういっせき》に変化するものではありません。ですが、右利き優位の社会については、ソーシャル・インクルージョン（社会的包摂）や多様性への理解という観点から、「左利きにやさしい変化」をもたらすことが可能です。

そこで右利き優位の社会——ここからは「右利き社会」と呼びます——という現実にあら

ためて気づき、「左利きにやさしい社会」へと変化をもたらす具体的な方策をどう取るべきか。心がけるべきこと、提案すべきこと、意識し行動すべきことを確認しつつ共通認識を深めていきましょう。

【まず、「左利き専用」が普及すべき理由】

これまで左利きを擁護する立場から普及が声高に叫ばれ、持続可能な開発目標（ＳＤＧｓ）の観点からも注目を浴びるようになった「左利き専用」製品。今後もさらなる普及が進むことに異論は一切ないものの、利き手をとおして右利きとの「共感力」を育てるためには、利き手の左右を問わない「ユニバーサルデザイン」の普及も重視すべきです。

なぜ「左利き専用」だけでなく「ユニバーサルデザイン」の視点に立つことが大切なのか？　その理由は「左利きと右利きが共有する利き手への意識と共感の機会増大」にありますが、最初のステップとして「左利き専用」製品が普及すべき理由を明らかにします。

理由その①：乳幼児期の左利きや、右手の自由を失った人のために

左利き傾向の強い子どもの可能性を伸ばすために、初めて出合う道具が左手で扱いやすいことが求められます。使いやすければ使いやすいほど、子ども一人ひとりの能力差に関係なく取り組む対象への関心を深めやすくなります。「右利き社会」は「左利きならではの不便益」（第四章参照）獲得の機会に恵まれているものの、誰もが不便益の恩恵にあやかれるわけではありません。

やはり理想は、幼少時にできるだけ多くの成功体験を重ね、喜びのなかで自信を持つことです。仮に右利き用の道具を左手でうまく使いこなすことができても、より高いスキルを求められ、それがうまくいかなかったとき、利き手のせいにしてしまっては元の木阿弥《もくあみ》です。

そして右手の自由を失い後天的に左利きへのスイッチを余儀なくされた人にとっては、ほんらいの利き手ではない左手への対処が喫緊の課題となります。生まれつきの左利き以上に左手に対する道具のサポート性を考慮すべきであり、より充実した社会福祉を実現するためにも「左利き専用」製品の普及が望まれます。

理由その②：手の巧緻性《こうちせい》が求められる作業や専門的な仕事の場合

本書では「ユニバーサルデザイン」の重要性を強く主張しますが、より高い専門性やプロの技を求めるなら「左利き専用」であるべきです。フランスのルーク・ミラーらによる研究では、「手に持った道具は身体の延長として認知され、手が働きかける対象への認知に関係する脳領域は道具を持った場合でも同様に働く」とのこと。つまり手に持った道具から伝わってくる感触は、自身の手の感触と同様に脳が認識するというのです(5)。

まさに道具は手の一部。繊細な手先の動きによる高い精度が求められるいっぽう、道具と接する時間が長ければ長いほど疲労感の軽減が求められるがゆえに、利き手に合わせた道具を使って手との一体感を高めたいものです。

理由その③：ユニバーサルデザインの製品がない場合や使用に違和感を感じる場合

人間工学の発展や部品の精度が上がることで使い勝手が向上し、増えつつある利き手の左右を問わない「ユニバーサルデザイン」製品。さらなる普及を期待しますが、どうしても使いたいものが見つからない場合や、使ってみて違和感があり使いづらい場合は「左利き専用」製品を使うべきです。

以上を踏まえつつ、なぜ左利きの未来を見すえるうえで「ユニバーサルデザイン」の普及が不可欠なのか？　その理由を解き明かします。

【「ユニバーサルデザイン」が普及すべき理由】

理由その①：利き手の区別なく右利きとも利き手への意識共有ができる

「門前の小僧習わぬ経を読む」とは言い得て妙で、幼いうちに見たり聞いたりを繰り返しているものは、知らぬ間に学びとってしまうもの。自分自身の利き手とは異なる他者の存在を知る機会こそ、人生の早い段階で多く重ねるべきです。それにより左利きと右利きとの間で共感が芽生える可能性が高まり、ひいては「左利きにやさしい社会づくり」への意識を人生の早い段階で育成できます。

その一例として、子どもたちが手にする食品のパッケージが挙げられます。たとえば日清シスコのコーンフレーク「シスコーン」のパッケージ（写真6－1）には、四隅に「ひだり

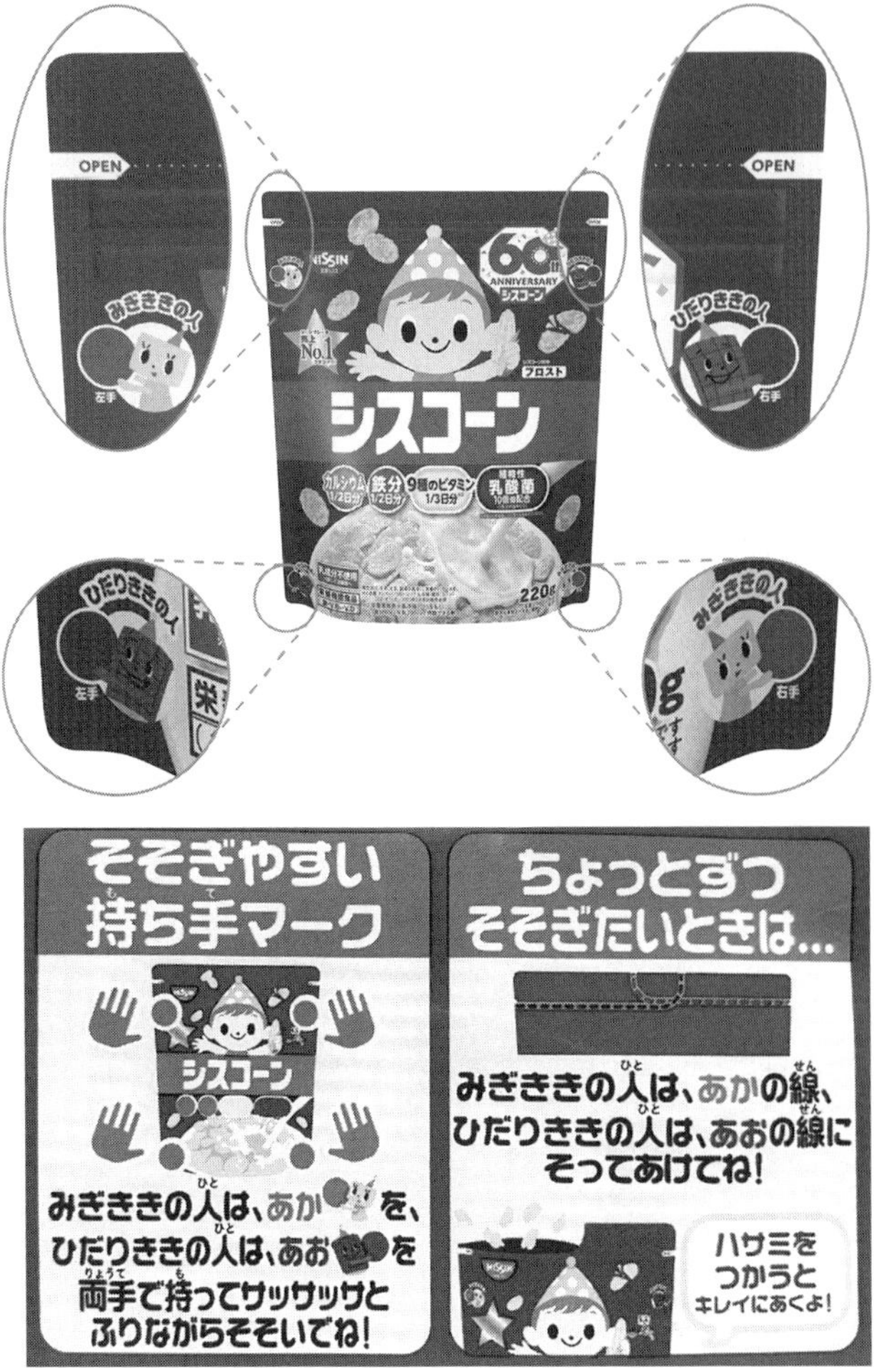
OPEN
みぎききの人
左手
シスコーン
フロスト
カルシウム 1/2日分
鉄分 1/2日分
9種のビタミン 1/3日分
乳酸菌
220g
OPEN
ひだりききの人
右手
ひだりききの人
左手
みぎききの人
右手
そそぎやすい
持《も》ち手《て》マーク
シスコーン
みぎききの人《ひと》は、あか　を、
ひだりききの人《ひと》は、あお　を
両手《りょうて》で持《も》ってサッサッサと
ふりながらそそいでね!
ちょっとずつ
そそぎたいときは…
みぎききの人《ひと》は、あかの線《せん》、
ひだりききの人《ひと》は、あおの線《せん》に
そってあけてね!
ハサミを
つかうと
キレイにあくよ!

写真6-1　シスコーンの持ち手マークと、パッケージ裏面の「そそぎやすい持ち手マーク」「ちょっとずつそそぎたいときは…」の説明

ききの人」「みぎききの人」というイラスト入りマークがあります。さらに左利きは青、右利きは赤とわかりやすく色分けされ、片方の手で袋の口を、もう片方の手で袋の下部にある同じ色のマークを持つことで、こぼさず上手に器にあけられるよう工夫してあります。おまけにパッケージ裏面には、左利きと右利きいずれにも配慮した「そそぎやすい持ち手マーク」「ちょっとずつそそぎたいときは…」の説明まで印刷されています。

こうしたパッケージを採用するにあたり日清シスコの関係者は次のようにコメントしています。

《(前略) 親御さんには子どもに体験させることによって、お子さまの成長を見守る気持ちや、成長実感を持ってもらいたいという思いもあります。

左利き用のデザインを用意した理由についても、右利き・左利きに関わらずすべてのお子さまに成功体験を持ってもらいたいとの思いから採用しました(6)》

理由その②：公共の福祉の向上

「ユニバーサルデザイン」といえば特殊なものを連想しがちですが、まわりを見渡せば身近なものであることに気づくはず。たとえば自動ドアは手動ドアのように開ける側の手を選びませんし、多機能トイレのなかにはトイレットペーパーや操作ボタンが左右両側に設置されているタイプのものがあります。こうした設備はもちろんのこと、公共性の高い施設の備品についても、利き手の左右を問わないものの普及が望まれます。

たとえば左利きでも使いやすいように、右端からはじまる目盛りも左端からはじまる目盛りも両方付いている直線定規[7]（写真6－2）や、ハサミの刃が両側にあり、本体に付属する左右切り替えレバーを操作することにより、指を入れるハンドル部分を利き手に合わせてアレンジできる左右兼用のハサミ[8]（写真6－3）などが挙げられます。左右兼用の道具を使うことにより、右利きでも利き手を意識する機会が増えるだけでなく、もし仮に左利きだけで集まり道具をシェアーすることになっても困りません。左利きを特別視する必要がないため、たとえば「右利き用一〇個に対し左利き用一個」といった制約もありません。

そして何よりユニバーサルデザインであるならば、左利きは存在として「マイノリティ」ではなく右利きと「対等」なのです。

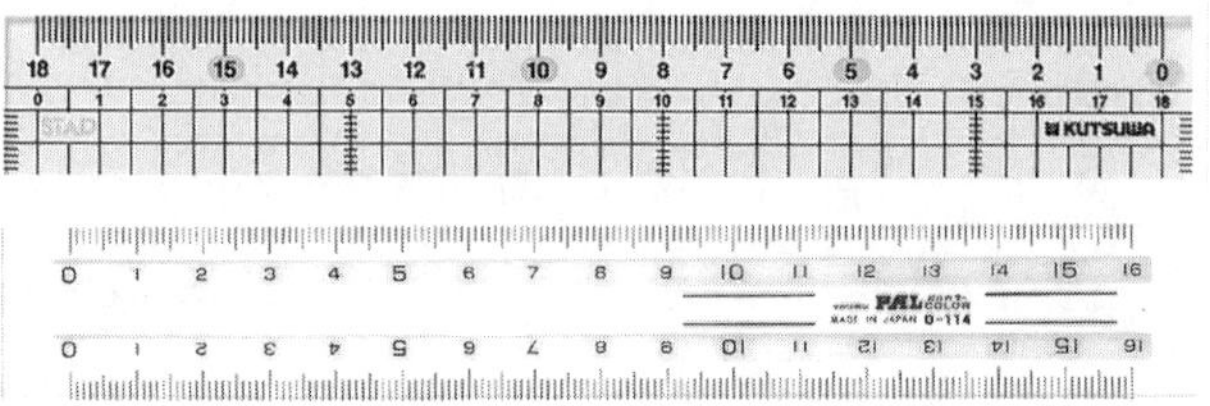

写真6-2　左利き専用の直線定規（上）と、ユニバーサルデザインの直線定規

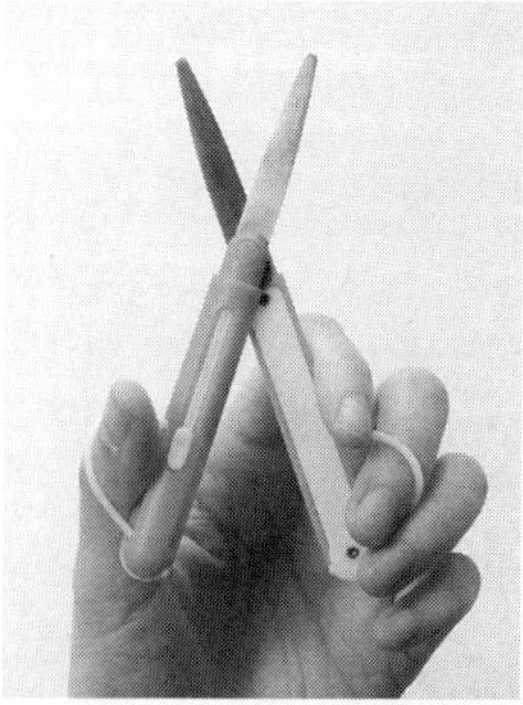

写真6-3　ユニバーサルデザインのハサミ。左図は左手画像。下図は持ち手の切り替えの説明画像

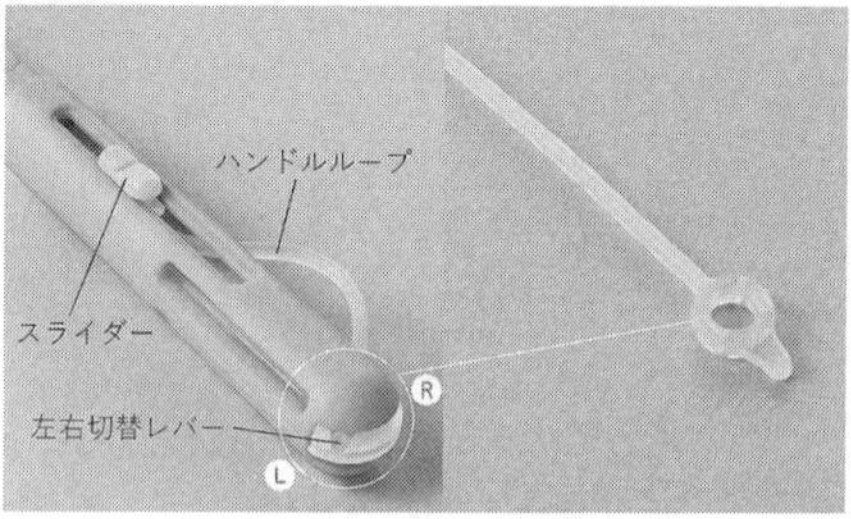

ワンタッチで利き手を切り替え

左右切替レバーを利き手側に少し動かした状態でスライダーを下げるとハンドルループが出ます。レバーとループを一体化させることでとてもシンプルな切り替え方法を実現しています。

理由その③：社会的包摂への意識を育む

ユニバーサルデザインの使命とは、物理的な製品づくりやシステムの開発だけではありません。周囲の困った人々をサポートする行動や思いやりの心といった「精神的なユニバーサルデザイン」を養うことも含みます。

電車内で高齢者や身体が不自由な人、妊婦などに座席をゆずる。目の見えない人のために点字ブロック上に自転車や看板を置かない……。精神的なユニバーサルデザインの実践は多岐にわたりますが、利き手をめぐる配慮も含んで然るべきです。左利きをめぐる「精神的なユニバーサルデザイン」への取り組みもまた多岐にわたりますが、それらと積極的に向き合うことで、利き手を超えたバリアフリーやソーシャル・インクルージョン（社会的包摂）への意識と行動を育むことができます。

【左利きを取り巻く新たな「サイレントストレス」への理解を！】

かつてなら礼儀作法や親の躾、衛生観念、宗教的禁忌、さらには教育現場や軍隊などの集団行動で求められる身体統制として「矯正」を受けてきた左利き。ややもすれば異分子とみなされ、直接向けられる厳しい言葉と視線の圧力は薄れつつあるものの、肥大化する「右利き社会」のなかで、左利きは新たなストレスと直面しています。

たとえば新型コロナ禍の影響を含め加速化する人と人の非接触化は、自分と向き合う時間が長くなる反面、他者の身体性に対する感受性を鈍化させる一因でもあります。さらには「このぐらいなら左利きを考慮しなくても」という方針のもと、無人化した設備や施設さらにはシステムが設計されるという、負の連鎖が起こりかねません。そうした風潮が恒常化すると、簡便さが仇《あだ》となり左利きでさえ気づきにくい「サイレントストレス」が蓄積されます。

このささやかに感じる「サイレントストレス」こそ、左利き専用そしてユニバーサルデザインの製品普及を妨げる大きな要因となりかねません。駅の自動改札口や電子決済の読み取り装置、操作系のボタン類などにおいて、「手軽さ」という名の新しい「右利き優位のデザイン」が進行している一面があるからこそ、左利きの悩みは尽きません。しかも右利きにとっては身体の一部ともいうべき「手軽さ」があるため、右手が自由に扱えない限り、この「サイレントストレス」は実感をともなった「共感」が難しいものなのです。

こうした「右利き社会」のなかで、左利きが生存戦略のため都市汚染に同化する蛾《が》のごとく、「見えざる左利き」として負の工業暗化(9)を強いられる懸念こそ払拭《ふっしょく》したいものです。

人にやさしい社会の実現には、公共性の高い施設や設備そして機器の開発や設計、デザインに携わる人の多様性への意識や理解度が問われます。「このぐらいなら右手でも」と軽んじない左利きへの配慮こそ、その第一歩なのです。

【左利きに言いたい！　個人の能力開発以上に大切にしたいこと】

有能と目される左利きが陥りやすい罠

左利きは脳科学的にすぐれた才能を持つ――左利きとして生まれたことが選ばれし民のごとく賞賛され、「右利き社会」のなかで右利きでは得がたい能力を発揮できるといった話題が跡を絶ちません。人間は誰しも、貶《けな》され否定されるより、褒められ肯定されることで、嬉しくもあり充実した生活を送り成長したいと願います。そんな人間の心理をうまく突いたコピーを全否定はしませんが、自己の能力開発のみに固執《こしつ》し自画自賛するだけでは、「利き手の左右を超えたやさしい人間社会や生活空間づくり」への意志を他者と分かち合うことなど、土台無理な話。

さらに左利きの才能を強調すればするほど、「右利き社会」の現状に甘んじてしまう危惧の念を抱きかねません。「この世は右利き向けにできている」ことを大前提として、左利きは右利きよりも非利き手が器用に使えるという言説は代表的な一例です。またチームワークが重視される職場では、左利きのスタッフが右手で器具を扱うことへの葛藤《かっとう》を感じつつ、状況に応じて左手でも扱えることを賛美する記事やコメントに数多く遭遇します。(10) さらには、日常生活において左利きであっても、「文字は右手で書くことを前提にしている」ことを理由に、毛筆は右手で持つことを推奨する書道家も少なくありません。

以上のような言説やケースについては、左利きの当事者が納得し満足するぶんには問題ありません。ですが、自分以外の他人が「できる」と当然視したならば、心の底にある奢《おご》りを感じざるを得ません。

こうした感情は一種のパターナリズム(11)ともいえます。じつは思いのほか有能と目される左利きが陥りやすいのです。さりとて、十中八九が右利きである人間社会において、利き手の左右を全く問わない生活空間や意識の創造がいかに困難であるかについては、言わずもがなです。なれど、そうした「右利き社会」に疑問を呈《てい》さず個々の能力開発のみ推奨するだけでは、まさに選ばれし民となった一部の左利きのみが恩恵を授かるということになりかねません。左手を使って右脳の潜在能力を引き出すことに腐心する人や、利き手そのものに関心を寄せる人を除けば、大部分の右利きにとっては他人事でしかありません。

だからこそ「左利きは脳科学的にすぐれた才能を持つ」というのであれば、自己のために発揮するだけでなく、さらには他者にも貢献できる能力についても開発し社会に広めるべきです。左利き専用、そして左利きにやさしいユニバーサルデザインの製品や環境の創出についても、やはり左利きが積極的に携わることでより多様性にあふれる開発が期待できます。

左利きは「共感力」を培う機会に恵まれている

そして「右利き社会」で生きる左利きだからこそ持ち得る、他者への心づかいを含んだ「共感力」があることも見逃せません。この「共感力」は特別な訓練をしなくても、多くの左利きが日常生活のなかで培うことができる「さりげない能力」です。

前述しましたが、たとえば左利きの人がカウンター席に座るとき、右利きの人と肘どうしがぶつからないよう、気づかって左端の席を選ぶ傾向にあります。中世ヨーロッパの食事作法（第二章参照）であれば、利き手の左右に関係なく、隣の席に座っている人と肘どうしがぶつからないよう、臨機応変に左右いずれかの手を使うのがマナー。そんな気づかいを飲食に先立って心がける左利きは少なくありません。

日本左利き協会に寄せられたコメントをひいてみます。

《外食の時はいつもポジションが決まるし、カウンター席に座ろうものなら、ちょっとつかえたら別に悪くないのに「すみません」と言わなきゃならないし。でも左利きの人はけして右利きの人のせいにしない大人人間です[12]》

こうした「ささやかな配慮」だけでなく、日々の生活で積み重ねる小さな不便や疑問をとおして、共感力が培われるのです。他人への気づかいだけでなく、さらには利き手以外のことで困っている人への問題意識も持ち、援助を行なうことができる力です。左利きゆえに享受できる能力として最も大切な要素であり、ひいてはソーシャル・インクルージョン（社会的包摂）への関心を高め理解を深めるうえでも不可欠な能力です。

さらに左利き、ひいては利き手に関心を抱くことで、この「共感力」が右利きの方も培う

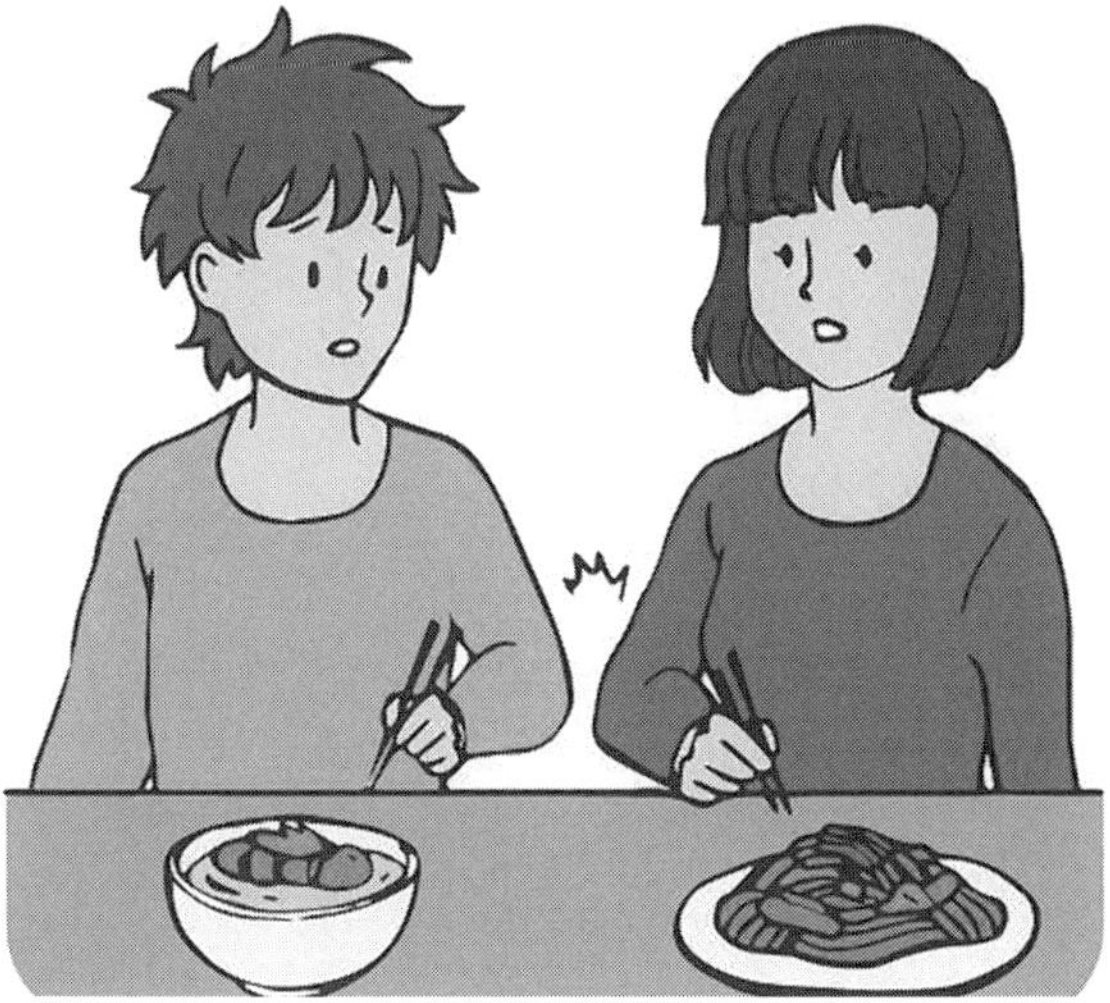

右利きと肘がぶつからないようにと意識することが多い

ことができる能力であることは、いうまでもありません。情報としての露出が高まり意識される機会が増えているいっぽうで、人と人との関係性が希薄となって身体性が意識されにくくなり、「見えざる左利き」になってしまう傾向も見受けられます。そんな状況下で左利きの世界に関心を抱き理解しようとしている右利きこそ、社会生活を送るうえで貴重な「共感力」を得ているのです。

親の自信が子どもの自信を生む――左利き育児にむけて

左利きの子の育児における「弱さへの嫌悪」

脳科学的にすばらしい才能の持ち主と持ち上げられるかと思えば、いまだ日常生活において不便であることが多いと懸念されることもある。この相反する感情を抱く親ほど陥りがちな、左利きの子の育児におけるウィークネス・フォビア[13]。日本語に訳せば「弱さへの嫌悪」であり極めて現代的な問題です。

たとえば、左利きの子どもを持つ親が「将来の不便さで苦労させたくない」「左手だと上手に字が書けない」と思うあまり、「うまく右手を使えなかったらどうしよう」「でも右手を使わせることで弊害が起きたらどうしよう」と悲観的になります。すると親自身が育児能力の有無にとらわれてしまいます。その結果、「できる／強い」と「できない／弱い」という二元論的思考に陥り、子育てがストレスの温床となりかねないのです。

こうした左利きの子どもの育児におけるウィークネス・フォビアは、自身の利き手が右の親だけが経験するわけではありません。むしろ左利きの親のほうが、自身の左利き体験を持っているため過敏であり、さらにいえば、左利きではあるものの箸や筆記具を右手で持つ親の多くが、左利きの兆候のある子どもに対して右手を使わせようとしがちです。

　利き手が確立するまでは主に使う手が変化しますが（序章参照）、それは発達の過程で脳が柔軟に変化していることの表れです。そのため左利きを「矯正」するならより脳が柔軟なうちにと、親や周囲の大人は子どもの未来を先取りしようとします。しかし、そもそも子ども自身は左利きで悩んだり困ったりしているのでしょうか？

　わたしたちが生きる「右利き社会」そのものは、そう一朝一夕に変化するものではありません。ですが、かつてほど左利きが口やかましく咎められることはありませんし、左利き専用やユニバーサルデザインの製品が着実に増えて入手しやすくなっています。箸づかいで気になる礼儀作法については、かつて小笠原総領家流第三十二世礼法家の小笠原忠統《ただむね》が、こう断言していました。《現代人の礼儀作法とは、人間一人ひとりの個性をも尊重するのです。ですから、左利きは考慮されて当然です》[14]。右手を使わせたい書字においても、左手で筆記具を持つための補助器具や「左利き筆法」があります。こうしたサポートはまだまだ発展途上ですが、利き手を存分に使うことで我が子を「成功体験」の道へと導く希望の光です。

育児におけるウィークネス・フォビアに悩む親の多くは、祖父母の助言など左利きに対する意識の世代間ギャップに悩んだり、そもそも利き手をめぐる育児そのものに自信が持てなかったりします。そんな悩める親の育児について、教育の現場では保育士、そして育児の現場では専業主夫を経験した、子育てアドバイザー・須賀義一(15)のアドバイスをひいてみます。

《「できないならできないでいい」「左利きは多少不便な面もあるかもしれないけど、それはそれでいい」というゆるさがあった方が、親子双方にとってメリットのある子育てとなるはずです(16)》

また保育士と主夫の経験から須賀は、「子育ては親の価値観、生育歴、親子関係、パートナーとの関係が大きく影響」するとのこと。今後ますます男性が育児に参加していくなかで、夫婦いずれかが左利きであった場合は苦労したことにも共感しつつ、唯一無二の存在である我が子の生きる力を信じることが大切ともアドバイスしています。

左利きにとっての多少不便な面は「左利きならではの不便益」（第四章参照）となる可能性を秘めているのですから。

左利きの矯正が子どもの心身両面に引き起こす症状

どちらの手を使うのがベストであるのかを最終的に決めるのは子ども自身であり、本人が不便を感じたとき周囲の大人が一緒になって対処する――これは育児におけるウィークネス・フォビアから解放された親にとっての理想です。が、他人の子どもとつい比較してしまったり、初めての動作でまごつく左利きの子どもを前にしたりして、「右利き社会」という現実のほうに目が向いてしまうかもしれません。

ちなみに現代における育児アドバイスの主流的見解は「左利きは無理に矯正してはいけない」です。無理に右手を使わせようとしたために生じる弊害については、左利き友の会の創設者で精神科医でもあった箱崎総一が、「左ききの矯正が子どもの心身両面に引き起こす症状」を段階別に指摘しています。

《①まず、子どもの心に耐えがたいまでの負担が加えられる。いわゆるストレスである。
②無理な矯正が引きつづいて行われると、心理面のイライラが引き起こされてくる。
③学童の場合では、注意力が低下し、学業成績が悪くなってくる。登校拒否が起こる

ことがある。
④どもり（ママ）が発生するケースもある。
⑤矯正に引きつづいて夜尿症が起こってくることもある。
⑥左利きが心理的負担となって、性格的な〝ひねくれ〟や友人をつくりにくい状態が起こってくることがある。
⑦以上のべたさまざまな状態が重なりあって、強度の神経症がひき起こされることがある。[17]》

箱崎によれば、このような小児神経症は幼稚園入園前後に多く見られ、《心の痛手といったものは、心の絆《きずな》がもっとも強く結ばれている相手から受けたときがいちばん大きい[18]》とのこと。親の勝手な意向で不便な思いをするのは利き手の矯正に限った話ではないですが、生まれ持った子どもの潜在能力を尊重して、左利きの兆候が見られ左手が使いやすいようであれば、親を含めた周囲の大人が寛容に接することが大事なのです。

また、ファンクショナルＭＲＩの第一人者である中田《なかだ》力《つとむ》の研究では、生まれつき左利きの人が右手使用を強要された場合、《あたかも左手が麻痺しているかのように脳が訓練される[19]》との見解が示されています。非利き手の使用を強要されることでの影響は人それぞれですが、自然の摂理に逆らう人為的行為は往々にして負の結果をもたらすのです。

利き手の矯正にはデメリットが多いいっぽうで、「この子は左利きかな？と思い、気になって何気なく右手を使わせたら意外とスムーズに右利きへ移行した」という育児談も散見されます。左利き関連の著作も多い碩学《せきがく》的存在である八田武志は、矯正反対論者ではあるものの《私は頑固に、「きき手を絶対に変えてはいけない」とはいわないようにしている[20]》という見解を示しています。その理由として「右利き社会」における諸問題を挙げています――習字の時間での苦労、世の中の道具は右利き用であるため左利きは不便、さらには左利き用の道具は右利き用に比べて高価……。

ちなみに、父親は左利きであり、自身の利き手についても右利きではあるものの直した形跡があると、八田は自著において告白しています。「右利き社会」という現実のみならず、自身の生育歴をも鑑みた持論といえますが、右手を使うことに子ども自身が納得し、それによる弊害が生じず成長を遂げれば「正論」といえます。

そのいっぽうで、右往左往や試行錯誤を経ながらも左手で覚えたことが功を奏し、将来的に大成する可能性が考えられます。どちらの手を使うかは本人の意思を尊重し、左手を選ぶのであれば左利きとしてのびのびと育ってほしい――だからこそ、少しでも左利きの子どもを持つ親や周囲の大人の不安を払拭できるよう、より良い左利きの生活環境づくりと役立つ情報発信を心がけたいものです。

【もっと広げたい！ 左手で文字を書くことへの理解】

左利きの存在に対して寛容となりつつある日本ではあるものの、いまだ右手を使わせたい行為の筆頭格は「文字を書くこと」です。第一章でも触れましたが、文字の構造そのものが右手で書きやすいようにできているだけでなく、学校教育の指針たる学習指導要領には、左利きにかんする記述がありません。そのため、左利き児童や生徒への指導は教師の自由裁量に委ねられている状況です。

このような現実を知ると、左利きの子どもをとりまく周囲の大人の左利き観によって大きく左右されることが懸念されるものの、教育の現場では左利きにとって追い風となる要素が芽生えつつあります。たとえば左利き児童を配慮した小学生用書道教科書[21]。ただ左手で書く見本が写真やイラストで紹介されているだけでなく、左利きのために見本が隠れないよう、レイアウトの工夫が見られます。

このような左利き児童を配慮した教科書は圧倒的に少数派ですが、各自治体における教科書の採択において「左利き児童への配慮」が決定理由のひとつとされるケースが増えています。今後も左利き児童を配慮した教科書が普及することで、右手づかいを強いられず左利きの児童がのびのびと左手で書道を楽しむことができ、指導する教師の負担も減り両者の絆が深まることが期待できます。

いっぽう、右手で書く筆順などにとらわれず、左手で文字を書くときの負担を減らす提案があることも見逃せません。たとえば日本語学者・内山和也による一部の横画において右から左へと引いて書くという筆順の提案。[22]さらに「左手書字をする左手きき」を自認する日本語学者・中野真樹《まき》は《墨字でてがきの文字をかく左手ききは、カタカナをつかうかなもじ論者となることが、現在すぐにできる左手でのかきづらさを緩和する方法であるとかんじている[23]》と、国語国字問題の一環として左手による書字の問題を捉えています。

ちなみに現役中学生が自由研究で実施した筆順テストを含むアンケート調査によれば、こと筆順にかんしては、母数は少ないものの左利きは右利きよりも不正解率が低い結果となっ

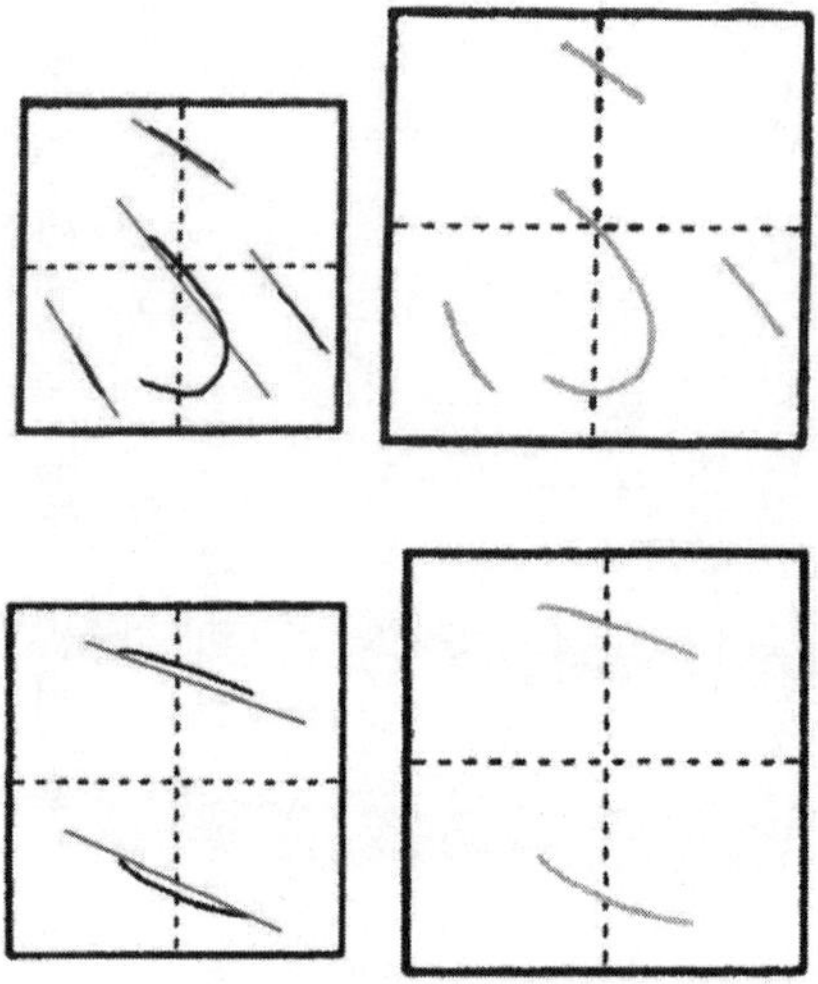

「はね」などにこだわらない滋賀県独自の「ひらがな練習帳」より

ています。また、筆順そのものに抱く印象については、左利きの回答は「不要」が最も多いのに対し、右利きにおいては「どちらかといえば必要」が最も多くなっています[24]。

書の世界では達筆と称えられる草書ほど読める人が限られるなか、手書き文字には第一に読みやすさが求められています。そんな時代の流れにマッチした教育の一例として、県書道協会独自の「ひらがな標準字体表」を用いて硬筆指導を行なう滋賀県の書写教育があります。その字体表の文字には、左手による書道では鬼門となる「はね」がありません（写真6－4）。なぜなら《直線的ですっきりした形を教えているのは、誰でも上手に書けるよう文字の骨格をしっかり学んでもらう[25]》ため。

また滋賀県独自の書写教育においては、毛筆においても紙からはみ出たりかすれてしまっても問題にしません。《児童が互いの作品の良いところを探し合う。自分のことを見つめ、他者を理解することは人間形成の一助となる[26]》とは、書道教諭である藤居孝弘の弁。そうした独自の書写教育のなかで、左手による書道もますます受け入れられることが期待されます。

左利き筆法

左利きの硬筆と毛筆をめぐる問題については今後も議論や専門家による解決を期待しますが、今すぐにでも左利きの書道に役立つメソッドを探している人は少なくないはずです。そんな左利きの子どもや大人へ書写を教えたい人向けに発案された、「左利き筆法」があります。

「左利き友の会」の創設者・箱崎総一が、左利きの子どもたちに書道の楽しさを知ってもらいたいという願いから、一九七二年に『左きき書道教本[27]』を出版。そのなかで余すところなく「左利き筆法」を紹介していますが、方法としては左に挙げる三つとなります。

①紙を机に対し四五度ぐらい斜めにおく「斜め書き筆法」

②紙を机と平行になるようにして置く「横書き筆法」
③紙を身体の中心線から左側にずらして書く「正座筆法」

筆の持ち方を含めたエッセンスについては、「日本左利き協会」のウェブサイト[28]にて紹介しています。ちなみに「左利き筆法」の有効性については、書写書道教育が専門の小林比出代は《紙の置き方に関する顧慮は有効な一方策になる[29]》との見解を示しており、特に「正座筆法」が左手で硬筆および毛筆を学習するうえで有効であるとしています。

なお、沖縄県で俊峰書道教室を主宰する仲宗根無我のYouTubeチャンネルにて、左利きのための書道動画が公開されています。URLや問い合わせ先については巻末の「左利きのためのサポートファイル」にて紹介しています。

【右利きも参加できる左利きへの友愛精神と未来づくり】

この地球上に存在するマイノリティのなかで、人口的に最大クラスともいえる左利き。なのにアフリカ系アメリカ人の公民権運動や、世界各地で大規模なパレードが催されるＬＧＢ

Tプライド（またはゲイプライド）などに代表されるような、大きな団結力を持った社会運動やイベントにはいたりません。そのため左利きは人類最大級の未組織少数派といえますが、規模の大小はさておき、左利きの友愛団体が古今東西に存在していましたし、現在も活動しています。

たとえば「左利きの日」を設定した現存する友愛団体を挙げてみますと、その筆頭格は、イギリス・ロンドンを拠点とする左利き専門店「Anything Left-Handed」が一九九〇年に設立した「ザ・レフトハンダーズクラブ[30]」。製造メーカーへの左利き用製品開発のはたらきかけや、学校で左利きの子どもたちが直面する問題への意識を高めることをスローガンとして掲げています。主な活動として、左利きにかんする最新の研究やレポートの紹介、独自調査および分析、最新の左利き製品情報などを紹介する会員向けニュースレターの発行があります。

さらに「八月十三日」を「国際左利きの日[31]」とし、コスモポリタン都市としてのロンドンの魅力を生かし毎年各種イベントを開催。地球規模で見れば、一年三百六十五日のなかで最も左利きの話題にあふれる一日となっています。

日本においては、一九九六年に結成された「ジャパン・サウスポー・クラブ（通称ＪＳ

C)」という左利きの友愛団体が、独自の「左利きの日」を制定しています。二〇〇一年に毎年「二月十日」を「レフトの日」と制定しましたが、その由来は「レ（0）フ（2）ト（10）」という語呂合わせから。友愛団体としてのJSCは、オンラインでのメーリングリストを利用した情報交換、全国各地でのオフラインミーティング、さらにはメディアへの参加協力を活動の軸としていましたが、二〇〇五年にウェブサイトが閉鎖され自然消滅しています。ただし「レフトの日」については、左利き用グッズを取り扱う菊屋浦上《きくやうらかみ》商事が、同日を「左利きグッズの日」として継承しています。

こうした記念日を制定した左利き支援の友愛団体はメディアをつうじて紹介され、左利きの存在が認知されることに貢献しています。その功績に敬意を表しつつも、新たな左利きへの友愛精神と未来を育てる道づくりは、いかにして右利きからの共感や理解を得られるかにかかっています。

その意味において、一九七〇年代、日本で「左利き友の会」（第三章参照）が展開した活動や存在そのものを再評価すべきです。創設者で運営にあたり事務局長を務めた精神科医の箱崎総一は右利きでしたし、「母の会」や「習字の正課に反対する署名運動」にも多くの右利きが参加していたことでしょう。また「右利きのあなたが、どうしてこの運動をやっているのか」と心ない中傷を箱崎事務局長が受けたというエピソードがあるものの、当事者である左利きにとって、周囲に右利きの理解者がいたことこそ大きな心の支えだったはずです。さらには、会員として右手の不自由な人も少なくなかったようです。

【「日本左利き協会」について】

左利きに対して寛容な社会を求めれば求めるほど、それまで顕在化していなかった左利きをめぐる問題や新たな課題が、大きくそして多く眼前に広がってきます。かつてのような人の目からのストレスから少しずつ解放されつつも、左利きへの配慮がなされていない機器による「サイレントストレス」が新たに生じています。

そんな左利きをめぐる状況への新たなる試行錯誤を重ねるべく、また役に立つ情報を提供すべく二〇一八年にウェブサイトとして開設したのが「日本左利き協会」[32]です。発起人の一人として筆者も名を連ねており、ささやかではあるものの次のような活動を展開しています。

①左利きの悩みを少しでも解消できるコンテンツの充実（ウェブサイト・SNS）
②利き手アンケートの実施（第一回目は回答者約一二〇〇名）
③高校の総合学習等への協力
④左利き筆法の紹介
⑤左利き用製品やユニバーサルデザイン製品の紹介
⑥左利きだけでなく右利きも交えた表現者による作品の紹介……など

こうした活動をとおして実感すること。それは左利きならびに利き手にかんする関心が、かつてないほど右利きにも広がっていることです。たとえば高校の総合学習におけるZoomインタビューを受けるとき、左利きにかんする研究メンバーが全員右利きというケースもありました。

今後も左利きをめぐる状況改善を提起し、少しでも右利き社会が左利きにやさしい環境へと変化するべく、右利きの人々とも一緒に共感しあえる「ゆるやかな集合体」として継続すべく創意工夫を続けていきます。

【左利きを知れば社会的包摂への理解が深まる】

「右利き社会」に生きるわたしたちが、利き手の左右に関係なく、左利きの存在をつうじて歩むべき道。それは——

　利き手をめぐる「左利きと右利きの相互理解」を深めて育む共感力と人間愛(33)を、ときには右往左往しつつ試行錯誤を積み重ね、人から人へと分かち合っていくことに尽きます。

　では、誰もが利き手の左右に関係なく、実感をともなう「共感」の発見や創造を積み重ねていくためには、どうあるべきか？　そのために、私は右利きのみなさんにいいたいのです——左利きひいては利き手への関心を深めるだけでも、自身の身体性が「意識することすらないマジョリティ」であることを「実感」する機会が増える、と。ただし生活空間のさらなる機械化や人工知能による人間の行動予測に慣れてしまうと、ますます利き手への関心が薄れるだけでなく、他者としての左利きの置かれている状況が想像できなくなるという危惧も禁じえません。

ともあれ、人間らしい生活を送るうえで未来社会のシステムとどう向かいあうかという課題については、むしろ人間の側の「感性」が問われます。ちなみに、身のまわりのブラックボックス化が進むと、何事にも「コストパフォーマンス」や「タイムパフォーマンス」の良さを金科玉条のごとく追求しがちです。けれども、人間が抱える問題や悩みの原因には、必ずといっていいほど複雑な「過程」があります。

「右利き社会」に生きる左利きも同様で、右利きが「実感」することのない不便や不都合にいたるまでに、さまざまな「過程」を経ているのです。利き手をめぐる左利きと右利きの相互理解においても、知識として「結果」だけを求めるよりも、さまざまな「過程」をとおして「実感」することで深まりが増すのです。

ならば「右利き社会」でさまざまな「過程」をとおして得る左利きならではの「実感」を、どのようにして右利きは共有し「共感」すべきでしょうか？　そのヒントのひとつとして、「右利き社会」で生きるがゆえに享受する「左利きならではの不便益」（第四章参照）があり、たとえば実生活で右利きが意識的に左手を使い「実感」するのも一案です[34]。またバーチャル・リアリティを駆使した擬似体験も「実感」を得るための可能性を秘めていますが、利き手をめぐる「左利きと右利きの相互理解」にとって最善の方法を追求することは、今すぐにでも試行錯誤しつつ取り組むべき重要な課題といえます。

◇　　◇

利き手をめぐる「左利きと右利きの相互理解」とは、「右利き社会」が左利きにとってやさしい社会へと変化するための大切な要素でありますが、その道はさらに大きな世界とも通じています。つまり人類最古ともいえる身近な未組織少数派である左利きをとおして深め合い育んだ共感力と人間愛は、まさに人間の多様性を認め合い誰一人取りこぼすことのないソーシャル・インクルージョン、つまり「社会的包摂」の精神そのものです。

左利きは左利きとして選ばれた特別な存在ではありません。あなたにとって身近な隣人です。そんな左利きにとって、この「右利き社会」が一歩ずつ一歩ずつ左利きにとってやさしい社会となるよう、一人でも多くの人が左手と右手をつなぎあって大きな「人間愛」の輪を広げ分かち合いましょう。

本書が「読んで納得するのではなく、読んではじまる」一冊であったならば幸いです。

【注釈】

（1）死因究明専門のスペシャリストが集まる「不自然死究明研究所（ＵＤＩラボ）」が舞台となったテレビドラマ『アンナチュラル』の主題歌

（2）「音楽はどこまで届く（インタビュー）ミュージシャン・米津玄師さん」朝日新聞、二〇二一年一月一日

（3）日本テレビ『news zero』、二〇二〇年八月八日「米津玄師 × 有働由美子〝変化を肯定する〟大切さいまを語る」

（4）前掲『広辞苑』第四版、一九九一年、二二六五ページ

（5）松岡由希子「人間の脳は、手に持った道具の感触を身体と同様に認識していることが明らかに」『ニューズウィーク日本版』二〇二〇年一月七日公開
https://www.newsweekjapan.jp/stories/world/2020/01/post-92074.php

（6）内橋明日香「『左利きへの配慮に泣ける』と話題に！誰もが使いやすいパッケージが生まれた背景」『CHANTO web』主婦と生活社、二〇二一年五月二十二日公開
https://chanto.jp.net/articles/-/286195

（7）株式会社西敬の「パルカラーネオ定規」（写真参照）などがあります。また、左利き専用の定規にク

ツワ株式会社の「左利き用直線定規」（写真参照）などがあります。

（8）代表例として写真を掲載した、株式会社レイメイ藤井の「ペンカット　ペン型はさみ（左右両利き）」があります。

（9）工業都市が発展するにつれ、その付近の蛾が生き延びるために環境汚染に適応するがごとく暗化（黒化）すること。

（10）医療従事者でも左利きの外科医や歯科医さらには歯科衛生士によるコメントが、インターネットでも多く見られます。

（11）強い立場にある人が弱い立場にある人の利益のためという理由から、本人の意思は問わず干渉や介入、支援すること。

（12）日本左利き協会が実施した利き手アンケートに回答した男性（一九六六年～七五年生まれ）からのコメント。

（13）ジェンダー史が専門の内田雅克による造語。「弱」に対する嫌悪と「弱」と判定されてはならないという強迫観念を意味します。

（14）詳細は拙著『見えざる左手』（三五館、一九九八年、一一七～一一九ページ）および拙編著『左ききでいこう！』（フェリシモ出版、二〇〇〇年、九二～九四ページ）を参照。

（15）著書に『保育士おとーちゃんの「叱らなくていい子育て」』『保育士おとーちゃんの「心がラクになる子育て」』（ともにＰＨＰ文庫）などがあります。

（16）須賀華子「子どもの左利きは矯正不要　知られざる強みとは」『日経 xwoman DUAL』、二〇二二年一月十三日公開

https://woman.nikkei.com/atcl/dual/column/17/101900010/010600232/

(17) 箱崎総一『左利きの秘密』立風書房、一九七九年、一一六～一一七ページ

(18) 前掲書、一一五ページ

(19) 中田力『いち・たす・いち――脳の方程式』紀伊國屋書店、二〇〇一年、六六ページ

(20) 八田武志『左対右　きき手大研究』化学同人、二〇〇八年、一八八ページ

(21) 一例として東京書籍が発行する小学三年生向けの書写教科書があり、左手で書く場合の用具の置き方や手本を半紙の右側に置くといった配慮について掲載されています。

(22) 内山和也「左利き日本語学習者への漢字指導に関する小考：左手書字専用筆順の提案」『別府大学日本語教育研究』No.3、二〇一三年、二三～三〇ページ

(23) 中野真樹「左手ききというマイノリティからみた漢字教育・書写教育について」『ことばと文字』15号、二〇二二年、七九ページ

(24) 「現代の日本における筆順の必要性」『大阪教育大学附属天王寺中学校自由研究』（第45集、二〇二〇年、七～一二ページ

(25) 「滋賀の学校の書写作品　なぜ個性的？」京都新聞、二〇二〇年五月三十日

(26) 前掲紙に同じ。

(27) 左利き友の会が発行。その後、フェリシモ出版が復刻しましたがいずれも絶版。

(28) URLは「左利きのためのサポートファイル」にて紹介しています。

(29) 小林比出代「左利き者の書字教育に関する研究」『広島大学大学院教育学研究科（博士課程後期）学位論文』二〇二〇年、一二〇ページ

（30）http://www.lefthandersclub.org

（31）最初に左利きの日を制定したのはアメリカの左利き友愛団体「レフトハンダーズ・インターナショナル」（創設者はディーン・R・キャンベル）で、一九七六年に「八月十三日」を記念日として定めています。

（32）URLなどは「左利きのためのサポートファイル」にて紹介しています。

（33）日本左利き協会が掲げる理念ですが、むしろ一友愛コミュニティの枠を超えたメッセージとして広がってほしいものです。

（34）一例として、利き手や利き足に包帯を巻き一日を過ごすことで障がいを持つ人の不自由さを経験する、ニュージーランドの初等教育があります（一九九五年十一月一日付け朝日新聞の「天声人語」で紹介されました）。

主要参考文献

・大路直哉『見えざる左手――ものいわぬ社会制度への提言』三五館、一九九八年
・フェリシモ左きき友の会&大路直哉編著『左ききでいこう!――愛すべき21世紀の個性のために』フェリシモ出版、二〇〇〇年
・八田武志『左ききの神経心理学』医歯薬出版、一九九六年
・八田武志『左対右 きき手大研究』化学同人、二〇〇八年
・八田武志『「左脳・右脳神話」の誤解を解く』化学同人、二〇一三年
・久保田競『手と脳 増補新装版』紀伊國屋書店、二〇一〇年
・坂野登『かくれた左利きと右脳』青木書店、一九八二年
・坂野登『ヒトはなぜ指を組むのか――脳とこころのメカニズム』青木書店、一九九五年
・坂野登編『脳と教育――心理学的アプローチ』朝倉書店、一九九七年
・中田力『いち・たす・いち――脳の方程式』紀伊國屋書店、二〇〇一年
・前原勝矢『右利き・左利きの科学――利き手・利き足・利き眼・利き耳…』(講談社ブルーバックス)講談社、一九八九年
・友久久雄『Lateral Dominanceに関する研究――利き手・利き脳』多賀出版、一九八五年
・箱崎総一『左利きの秘密』立風書房、一九七九年
・富田精『左利きと右利き』心理学研究会、一九一七年
・クリス・マクマナス(大貫昌子訳)『非対称の起源――偶然か、必然か』(講談社ブルーバックス)講談社、二〇〇六年

・ローレン・ミルソム（笹山裕子訳）『左利きの子――右手社会で暮らしやすくするために』東京書籍、二〇〇九年
・スタンレー・コレン（石山鈴子訳）『左利きは危険がいっぱい』文藝春秋、一九九四年
・M・C・コーバリス、I・L・ビール（白井常、鹿取廣人、河内十郎訳）『左と右の心理学――からだの左右と心理』紀伊國屋書店、一九七八年
・M・ガードナー（坪井忠二、藤井昭彦、小島弘訳）『新版　自然界における左と右』紀伊國屋書店、一九九二年
・ゲシュヴィント、ガラバルダ（品川嘉也訳）『右脳と左脳――天才はなぜ男に多いか』東京化学同人、一九九〇年
・マイケル・バーズリー（西山浅次郎訳）『左ききの本』産学社、一九七三年
・マイケル・バーズリー（西山浅次郎訳）『右きき世界と左きき人間』産学社、一九七二年
・ジェームス・ブリス、ジョセフ・モレラ（草壁焔太訳）『左利きの本――右利き社会への挑戦状』講談社、一九八〇年
・J・ヘロン編（近藤喜代太郎、杉下守弘監訳）『左きき学――その脳と心のメカニズム』西村書店、一九八三年
・川上浩司『ごめんなさい、もしあなたがちょっとでも行き詰まりを感じているなら、不便をとり入れてみてはどうですか？――不便益という発想』（しごとのわ）インプレス、二〇一七年
・松永和人『左手のシンボリズム』九州大学出版会、一九九五年
・礫川全次編『左右の民俗学』批評社、二〇〇四年
・R・エルツ（吉田禎吾、内藤莞爾訳）『右手の優越――宗教的両極性の研究』垣内出版、一九八〇年

・馬場嘉市編『新聖書大辞典』キリスト新聞社、一九七一年
・伊藤清司『中国の神話・伝説』東方書店、一九九六年
・青戸波江『神社祭式　行事作法教範』明治書院、一九三二年
・安岡孝一、安岡素子『キーボード配列QWERTYの謎』NTT出版、二〇〇八年
・渡瀬けん『悲しくも笑える　左利きの人々』（中経の文庫）中経出版、二〇〇九年
・佐藤達哉、溝口元編著『通史　日本の心理学』北大路書房、一九九七年
・かどや・ひでのり、ましこ・ひでのり編著『行動する社会言語学　ことば／権力／差別Ⅱ』三元社、二〇一七年
・共同訳聖書実行委員会『新共同訳　聖書　旧約聖書続編つき』日本聖書協会、一九八八年
・竹内照夫『礼記　中』（新釈漢文大系28）明治書院、一九七七年、四五一ページ
・竹内照夫『礼記　上』（新釈漢文大系27）明治書院、一九七一年
・『折口信夫全集　新訂版　第十三巻　國文學編7』中央公論社、一九六六年
・岡倉徹志『イスラム世界のこれが常識――政治・宗教・民族55の鍵』PHP研究所、一九九四年
・J・A・デュボア著、H・K・ビーチャム編（重松伸司訳注）『カーストの民――ヒンドゥーの習俗と儀礼』（東洋文庫483）平凡社、一九八八年
・塙保己一編『群書類従　第十九輯　管絃・蹴鞠・鷹・遊戯・飲食部』続群書類従完成会、一九三二年
・鈴木勝忠編『雑俳語辞典』東京堂出版、一九六八年
・鈴木棠三編『新編　故事ことわざ辞典』創拓社、一九九二年
・箱崎総一編『左きき書道教本』左利き友の会、一九七二年
・松田道雄『松田道雄の安心育児』小学館、一九八六年

・川島次郎『新しい女子の礼法』弘道館、一九四九年
・マール社編集部、鈴木章代『１００年前の女性のたしなみ』マール社、一九九六年
・山住正己、中江和恵編注『子育ての書１』（東洋文庫２８５）平凡社、一九七六年
・山住正己、中江和恵編注『子育ての書３』（東洋文庫２９７）平凡社、一九七六年
・日本両親再教育協會編『子供研究講座（第二巻）』先進社、一九二八年
・品川不二郎、品川孝子『教育相談』日本文化科学社、一九五六年
・三田谷啓『増訂改版　教授衛生』同文館、一九二五年
・磯野直秀『モースその日その日——ある御雇教師と近代日本』有隣堂、一九八七年
・高橋義雄『日本人種改良論』石川半次郎（発行者）、一八八四年
・鈴木善次『日本の優生学——その思想と運動の軌跡』三共出版、一九八三年
・千野栄一他『国語国字問題』（岩波講座　日本語３）岩波書店、一九七七年
・竹田恒泰『日本の礼儀作法——宮家のおしえ』マガジンハウス、二〇一五年
・平井昌夫『国語国字問題の歴史』昭森社、一九四八年
・『左利きニュース』（第一〜第四二号）左利き友の会
・白鳥嘉勇、小橋史彦「日本語入力用新キー配列とその操作性評価」『情報処理学会論文誌』Vol.28 No.6、一九八七年、六五八〜六六七ページ
・塚崎幹夫「『右』と『左』の日本史を辿る」『中央公論　一九七八年三月号』一九七八年
・山根一郎「中世ヨーロッパ作法書の作法学的分析１——カトーからリヴァまで——」『椙山女学園大学研究論集』第39号（人文科学篇）、二〇〇八年、五七〜八五ページ
・加藤弘之「左きき」『天則』第三編第六号、一八九〇年、一〜八ページ

- 大澤謙二「右利きと左利き　明治三十三年五月十三日講演」『東京學士會院雑誌』第二十二編第六号、一九〇〇年、二八五ページ～三一六ページ
- 木村正辞「左尊く右卑しの説」『東京學士會院雑誌』第四編第一号、一八九一年、二二一～二三〇ページ
- 小林比出代「左利き者の書字教育に関する研究」『広島大学大学院教育学研究科（博士課程後期）学位論文』二〇一〇年
- Paul, D., *Living Left-Handed*, London: Bloomsbury Publishing Ltd., 1990.
- Jackson, J., *Ambidexterity*, London: Kegan Paul, Trench, Trubner & Co. Ltd., 1905.
- McManus, I. C., "The history and geography of human handedness," In: Sommer, I. & Kahn, R.S. (eds), *Language Lateralization and Psychosis*, Cambridge: Cambridge University Press, 2009, 37-58.
- Komai, T. & Fukuoka, G., "A study on the frequency of left-handedness and left-footedness among Japanese school children, *Human Biology*, 1934, 6, 33–42.
- Wiberg, A., et al., Handedness, language areas and neuropsychiatric diseases: insights from brain imaging and genetics, *Brain*, 2019, 142, 2938–2947.
- Cuellar-Partida, G. & Tung, J.Y., et al., Genome-wide association study identifies 48 common genetic variants associated with handedness, *Nature Human Behaviour*, 2021, 5(1), 59–70.

愛好会との交流も盛んで、1〜2年に一度開催される世界レフティゴルフ選手権大会にも積極的に参加しています。
［問い合わせ先］
日本レフティゴルフ協会本部
〒554-0002 大阪府大阪市此花区伝法6-1-65-1021山田内
TEL：090-2195-6286/FAX:06-6460-7758
Mail：n-yamada@snow.ocn.ne.jp

●左利きのためのメールマガジン

◆左利きで生きるには　週刊ヒッキイhikkii
URL：https://www.mag2.com/m/0000171874
2005年に週刊メールマガジンとして創刊（現在は月2回発行）。長年、国内外の左利き事情について発信を続けてきた、左利きの生き字引き的存在でもあるレフティやすおが発行人。左利きの今昔事情、左利きグッズ、左利き関連の書籍などの情報を幅広く網羅しています。

「左利きのためのサポートファイル」は274ページから始まります

［問い合わせ先］
菊屋浦上商事（株）
〒252-0231 神奈川県相模原市中央区相模原6丁目26番7号
TEL：042-754-9211/FAX：042-754-9051

◆左利き・左手用雑貨の専門店「はんどわーく」

URL：http://www.hand-work.net/
「自分が道具に合わせるのではなく、自分に合った道具を使おう」というコンセプトのオンラインショップ。生まれつきの左利きはもとより、病気・けがなどで意図せず不自由になってしまった人が諦めることなく、やりたい作業がこなせるお手伝いを心がけています。
［問い合わせ先］
左利き雑貨専門店「はんどわーく」
〒919-0461 福井県坂井市春江町江留上緑14
TEL/FAX：0776-51-9998
Mail：support@hand-work.net

●左利き友愛団体

◆日本左利き協会

URL：https://lefthandedlife.net
　2018年8月、過去に左利き関連の書籍を２冊出版した大路直哉と映像クリエイター兼カメラマンのmasajiroが共同発起人となりウェブサイトを開設。左利きのために役立つ情報や利き手アンケートの実施、総合学習など学校教育への協力などをとおして「左利きと右利きの相互理解」に向け活動しています。
［問い合わせ先］
日本左利き協会
Mail：info@lefthandedlife.net

◆日本レフティゴルフ協会

URL：http://leftygolf.jp
　営利を目的としない団体で、アマチュアのレフティゴルファーである会員と、そのサポーターで構成されています。1994年4月に設立し全国各地に支部が点在しています。世界中の左利きゴルフ

芸術家の中野圭によって発明され、左利き用の弦楽器がない環境下でも同種の右利き用の弦楽器を用いて演奏することを可能にした調弦のひとつが、「鏡の国のギター」。右利き用６弦ギターのレギュラーチューニング（低音弦から順にE-A-D-G-B-E）を、低音弦と高音弦の順列をひっくり返すように調弦（低音弦から順にE-B-G-D-A-E）します。弦そのものは通常のセットを使いますが、四弦と三弦については張力の影響が少なく、弦配列を入れ替えられます（右利き用ギター基準で６弦・５弦・３弦・４弦・２弦・１弦の順）。

以上の調弦および弦の配列を一部入れ替えることで、楽器そのものに改造を加えずとも、左利き用のギターに慣れた人が音階の違和感を覚えることなく演奏できます。

［問い合わせ先］
中野圭（特許権者）
〒585-8555 大阪府南河内郡河南町東山469 大阪芸術大学芸術学部
TEL：0721-93-3781（代表）

●左利き専用品

◆左ききの道具店

URL：https://hidari-kiki.jp

2018年にオープンしたオンラインショップ。自身も左利きの店長が「左利きの方にうれしいお店」をコンセプトに、左利きに使いやすく本当に欲しいと思える暮らしの道具をセレクト。「左ききの手帳」をはじめとしたオリジナルプロダクトも展開しています。

［問い合わせ先］
左ききの道具店（株式会社ランチ）
Email：hidarikiki@lanch.jp

◆きくやねっと

URL：http://kikuya-net.co.jp

インターネット販売だけでなく実店舗には「左利き用グッズコーナー」が設けられた事務用品販売店。「ジャパン・サウスポー・クラブ」が制定した「レ（０）フ（２）ト（10）の日」を継承すべく、毎年２月10日を「左利きグッズの日」と制定し、左利きグッズの普及につとめています。

左利きのためのサポートファイル

「左利きにやさしい社会づくり」は物心両面のサポートから。左利きの本人はもちろんのこと、さまざまな場面で左利きと接する右利きにとっても役立つ「左利き教材・メソッド」「左利き専用品」「左利き友愛団体」「左利きのためのメールマガジン」を紹介します。

●左利き教材・メソッド

◆左利き書道

URL：https://youtube.com/playlist?list=PLGXyWNEv8iz-h3D-bTwLwJcs1Wcm8GPLWH

（仲宗根無我さんよりコメント）15年前に左利きの生徒の方に左利きのままで書道を教える機会があり、それがきっかけで、現在も左利き書道の研究を行なっています。そして時折、YouTubeに「左利き書道」の動画を投稿しております。

［問い合わせ先］
俊峰書道教室
〒904-0012　沖縄県沖縄市安慶田4-17-23
TEL：090-2967-9409
Email：muga.3366@gmail.com

◆武庫川女子大学家庭科教材

URL：https://www.mukogawa-u.ac.jp/~kateika/index.html

左利き向けのYouTube動画やイラスト入りで手縫いの基礎を大変わかりやすく解説。玉結びやなみ縫い、ボタンの付け方や裾上げに適したまつり縫いなど、初等教育から生涯教育まで幅広い層に対応したデジタル教材です。

［問い合わせ先］
武庫川女子大学教育学部・吉井美奈子／生活環境学部・末弘由佳理
〒663-8558 兵庫県西宮市池開町6-46
TEL：0798-47-1212（代表）

◆鏡の国のギター

URL：https://patents.google.com/patent/JP6709929B2/ja?oq=6709929（特許庁の公開情報ページ）

大路直哉［おおじ・なおや］

大阪府高槻市生まれ。滋賀県大津市育ち。左利き。早稲田大学卒業後、英国滞在中に左利き専門店との出会いがきっかけで利き手への探究心が開花。帰国後、出版関連業などに携わりつつ、日夜、歴史に埋もれた左利きの姿を追うべく関連記事や文献の発掘にいそしみ左利きに関する著作を出版。その後も左利きへの問題意識が絶えることはなく、2018年に映像クリエイター兼カメラマンのmasajiroとともにウェブサイト「日本左利き協会」を設立。左利きにとって役立つ情報発信や総合学習への協力など、左利きと右利きがともに共感し合えるコミュニティづくりに取り組んでいる。著書に『見えざる左手』（三五館）、『左ききでいこう!』（フェリシモ出版）などがある。

左利きの言い分
右利きと左利きが共感する社会へ

PHP新書 1367

二〇二三年九月二十九日　第一版第一刷

著者――大路直哉
発行者――永田貴之
発行所――株式会社ＰＨＰ研究所
東京本部――〒135-8137 江東区豊洲5-6-52
ビジネス・教養出版部 ☎03-3520-9615（編集）
普及部 ☎03-3520-9630（販売）
京都本部――〒601-8411 京都市南区西九条北ノ内町11
組版――アイムデザイン株式会社
装幀者――芦澤泰偉＋明石すみれ
印刷所
製本所――図書印刷株式会社

ISBN978-4-569-85553-0

PHP新書
PHP INTERFACE
https://www.php.co.jp/

PHP新書刊行にあたって

「繁栄を通じて平和と幸福を」(PEACE and HAPPINESS through PROSPERITY)の願いのもと、PHP研究所が創設されて今年で五十周年を迎えます。その歩みは、日本人が先の戦争を乗り越え、並々ならぬ努力を続けて、今日の繁栄を築き上げてきた軌跡に重なります。

しかし、平和で豊かな生活を手にした現在、多くの日本人は、自分が何のために生きているのか、どのように生きていきたいのかを、見失いつつあるように思われます。そして、その間にも、日本国内や世界のみならず地球規模での大きな変化が日々生起し、解決すべき問題となって私たちのもとに押し寄せてきます。

このような時代に人生の確かな価値を見出し、生きる喜びに満ちあふれた社会を実現するために、いま何が求められているのでしょうか。それは、先達が培ってきた知恵を紡ぎ直すこと、その上で自分たち一人一人がおかれた現実と進むべき未来について丹念に考えていくこと以外にはありません。

その営みは、単なる知識に終わらない深い思索へ、そしてよく生きるための哲学への旅でもあります。弊所が創設五十周年を迎えましたのを機に、PHP新書を創刊し、この新たな旅を読者と共に歩んでいきたいと思っています。多くの読者の共感と支援を心よりお願いいたします。

一九九六年十月

PHP研究所

PHP新書

［社会・教育］

418 女性の品格　坂東眞理子
495 親の品格　坂東眞理子
504 生活保護vsワーキングプア　大山典宏
522 プロ法律家のクレーマー対応術　横山雅文
586 理系バカと文系バカ　竹内　薫［著］／嵯峨野功一［構成］
618 世界一幸福な国デンマークの暮らし方　千葉忠夫
621 コミュニケーション力を引き出す　平田オリザ／蓮行
629 テレビは見てはいけない　苫米地英人
854 女子校力　杉浦由美子
869 若者の取扱説明書　齋藤　孝
888 日本人はいつ日本が好きになったのか　竹田恒泰
987 量子コンピューターが本当にすごい
竹内　薫／丸山篤史［構成］
994 文系の壁　養老孟司
1022 社会を変えたい人のためのソーシャルビジネス入門　駒崎弘樹
1025 人類と地球の大問題　丹羽宇一郎
1032 なぜ疑似科学が社会を動かすのか　石川幹人
1040 世界のエリートなら誰でも知っているお洒落の本質　干場義雅
1059 広島大学は世界トップ100に入れるのか　山下柚実
1073 「やさしさ」過剰社会　榎本博明
1079 超ソロ社会　荒川和久
1087 羽田空港のひみつ　秋本俊二
1093 震災が起きた後で死なないために　野口　健
1106 御社の働き方改革、ここが間違ってます！　白河桃子
1125 『週刊文春』と『週刊新潮』闘うメディアの全内幕
花田紀凱／門田隆将
1128 男性という孤独な存在　橘木俊詔
1140 「情の力」で勝つ日本　日下公人
1144 未来を読む　ジャレド・ダイアモンドほか［著］
大野和基［インタビュー・編］
1146 「都市の正義」が地方を壊す　山下祐介
1149 世界の路地裏を歩いて見つけた「憧れのニッポン」
早坂　隆
1150 いじめを生む教室　荻上チキ
1151 オウム真理教事件とは何だったのか？　一橋文哉
1154 孤独の達人　諸富祥彦
1161 貧困を救えない国 日本　阿部彩／鈴木大介
1164 ユーチューバーが消滅する未来　岡田斗司夫
1183 本当に頭のいい子を育てる 世界標準の勉強法　茂木健一郎
1190 なぜ共働きも専業もしんどいのか　中野円佳

1201 未完の資本主義 ポール・クルーグマンほか［著］／大野和基［インタビュー・編］
1202 トイレは世界を救う ジャック・シム［著］／近藤奈香［訳］
1219 本屋を守れ 藤原正彦
1223 教師崩壊 妹尾昌俊
1229 大分断 エマニュエル・トッド［著］／大野 舞［訳］
1231 未来を見る力 河合雅司
1233 男性の育休 小室淑恵／天野 妙
1234 AIの壁 養老孟司
1239 社会保障と財政の危機 鈴木 亘
1242 食料危機 井出留美
1247 日本の盲点 開沼 博
1249 働かないおじさんが御社をダメにする 白河桃子
1252 データ立国論 宮田裕章
1262 教師と学校の失敗学 妹尾昌俊
1263 同調圧力の正体 太田 肇
1264 子どもの発達格差 森口佑介
1271 自由の奪還 アンデシュ・ハンセンほか［著］／大野和基［インタビュー・編］
1277 転形期の世界 Voice編集部［編］
1280 東アジアが変える未来 Voice編集部［編］
1281 5000日後の世界 ケヴィン・ケリー［著］／大野和基［インタビュー・編］／服部桂［訳］
1286 人類が進化する未来 ジェニファー・ダウドナほか［著］／大野和基［インタビュー・編］
1290 近代の終わり ブライアン・レヴィンほか［著］／大野和基［インタビュー・編］
1291 日本のふしぎな夫婦同姓 中井治郎
1298 子どもが心配 養老孟司
1303 ウイルス学者の責任 宮沢孝幸
1307 過剰可視化社会 與那覇潤
1315 男が心配 奥田祥子
1321 奇跡の社会科学 中野剛志
1326 ネイチャー資本主義 夫馬賢治
1328 「立方体が描けない子」の学力を伸ばす 宮口幸治
1331 何もしないほうが得な日本 太田 肇
1334 指導者《リーダー》の不条理 菊澤研宗
1336 虐待したことを否定する親たち 宮口智恵
1343 ディープフェイクの衝撃 笹原和俊
1356 先生がいなくなる 内田良／小室淑恵／田川拓麿／西村祐二
1362 老い方、死に方 養老孟司